Manuel d'Hygiène pratique

à l'usage

des Sociétés de Préparation Militaire et des Jeunes Soldats

par le

Dr B. BOURSIAC

Ancien médecin-major de l'Armée active
Médecin-major de Première Classe de Réserve
Membre adjoint de la Commission d'Hygiène du VIe arrondt (Paris)
Vice-Président de l'Ecole de Préparation militaire du VIe arrondt
Chevalier de la Légion d'honneur

3e ÉDITION

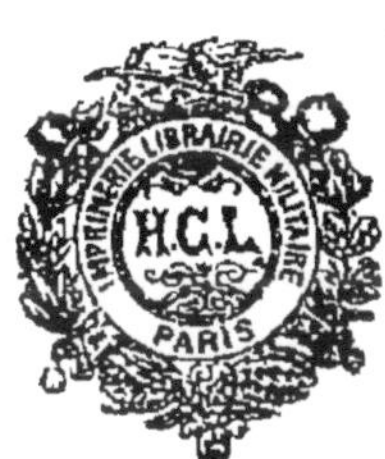

PARIS

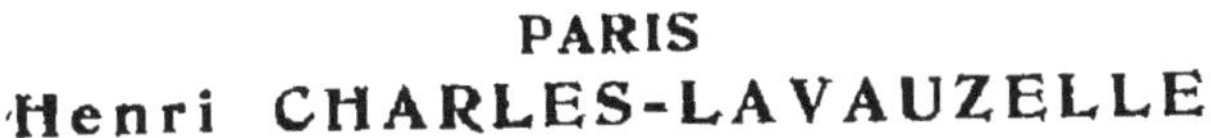
Henri CHARLES-LAVAUZELLE

ÉDITEUR MILITAIRE

124, Boulevard Saint-Germain, 124

MÊME MAISON A LIMOGES

1914

MANUEL
D'HYGIÈNE PRATIQUE

Manuel
d'Hygiène pratique

à l'usage

des Sociétés de Préparation Militaire
et des Jeunes Soldats

par le

Dr B. BOURSIAC

Ancien médecin-major de l'Armée active
Médecin-major de Première Classe de Réserve
Membre adjoint de la Commission d'Hygiène du VIe arrondt (Paris)
Vice-Président de l'Ecole de Préparation militaire du VIe arrondt
Chevalier de la Légion d'honneur

3e ÉDITION

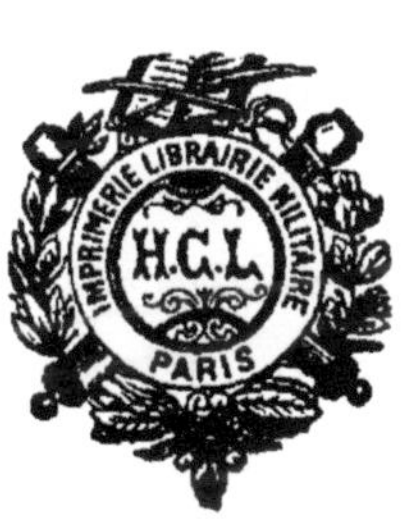

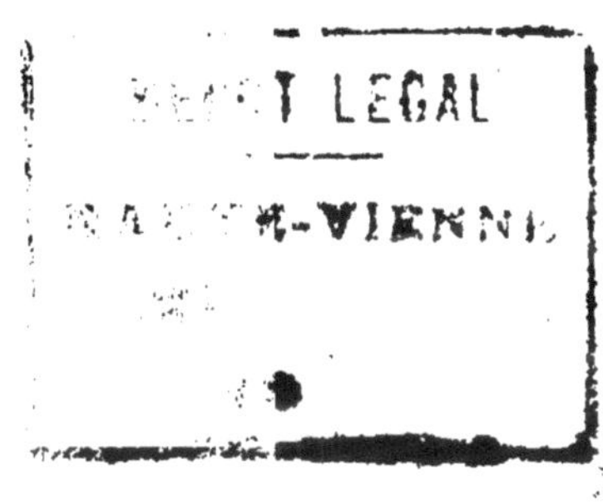

PARIS
Henri CHARLES-LAVAUZELLE
ÉDITEUR MILITAIRE
124, Boulevard Saint-Germain, 124
MÊME MAISON A LIMOGES

1914

PRÉFACE DE LA 1re ÉDITION

La Société de Préparation militaire, *le Clairon du VIe*, que j'ai l'honneur de présider depuis six ans, a la bonne fortune de compter, parmi les administrateurs zélés de cette œuvre patriotique, M. le docteur Boursiac.

Le docteur Boursiac est un praticien de valeur qui, après avoir appartenu à l'armée active, comme médecin, pendant dix-sept ans, c'est-à-dire connaissant parfaitement tout ce qui a rapport à l'hygiène militaire, est actuellement médecin-major de 1re classe de réserve.

Il a bien voulu, depuis trois ans, se charger des cours d'hygiène au *Clairon du VIe*, et il donne des consultations gratuites à nos futurs conscrits, depuis son entrée à la Société.

Je tenais tout d'abord à lui témoigner ma sincère gratitude, pour sa collaboration scientifique si active et son absolu dévouement à l'œuvre de Préparation militaire.

J'aurais souhaité qu'une plume plus autorisée que la mienne vînt, dans cette courte préface, présenter le très intéressant ouvrage du docteur Boursiac; mais le président d'une Société de Préparation militaire, dans laquelle cet excellent médecin, doublé d'un bon Français, a rendu de grands services, est heureux d'écrire ces quelques lignes, pour recommander le travail si consciencieusement étudié de son distingué camarade.

Ce volume d'*Hygiène militaire* est le frère cadet de *Notes d'Hygiène* publiées en 1909, pour permettre aux élèves du *Clairon du VI*[e] de revoir rapidement leurs conférences. Il est le résumé complet de celles faites depuis 1909.

Pour toutes ces leçons, dès le début de son enseignement, M. le docteur Boursiac a suivi le programme élaboré par l'Union des Sociétés de Préparation militaire de France.

Non seulement le présent ouvrage rendra de signalés services aux jeunes conscrits, mais encore à leur famille, et c'est en cela également qu'il sera très utile, par la vulgarisation des notions les plus essentielles de l'hygiène.

Dans ce remarquable travail, les jeunes gens trouveront, exposés d'une façon claire et concise, des conseils d'hygiène militaire et générale utiles à suivre, après le service, dans la vie civile.

L'hygiène et la culture physique, que l'on a appelée aussi la gymnastique éducative, donnent la santé et la vigueur, et je crois que c'est augmenter d'une singulière façon la valeur de l'armée, que d'y envoyer des hommes vigoureux et instruits pour la vie militaire.

Cette préparation devient indispensable avec la réduction de la durée du service. Le service de deux ans implique un surcroît de travail et d'entraînement, et c'est par une recrudescence d'activité et d'étude avant leur incorporation que nos jeunes soldats rachèteront le privilège de leur libération anticipée.

Il y a là toute une orientation nouvelle, qui dirige les jeunes générations, après l'école, vers la préparation militaire, laquelle doit être féconde.

Les petits Français qui auront suivi les cours de ces sociétés y auront gagné, outre des connaissances spéciales, telles que celles contenues dans cet ouvrage, la vigueur physique, l'énergie morale, l'esprit de décision qui font de bons soldats.

Profitons encore de l'occasion, qui nous est offerte ici, pour redire quelques mots de la préparation militaire. Les sociétés de préparation militaire, pour se servir du mot du général Chanzy, donnent des *hommes* à l'armée qui, elle, en fait des *soldats* prêts à défendre le patrimoine sacré qui nous a été légué, et que nous devons transmettre à nos descendants.

Les jeunes gens qui ont obtenu le brevet d'aptitude militaire, pour lequel les connaissances d'hygiène sont indispensables, jouissent des avantages suivants :

1° Nomination après quatre mois de service au grade de caporal ou de brigadier;

2° Droit aux engagements *dits devancements d'appel*;

3° Droit, à l'appel de leur classe, de choisir leur corps d'affectation par ordre de mérite.

Ces avantages sont très appréciés par les jeunes conscrits, qui suivent les cours où l'on s'occupe non seulement de leur éducation civique, physique et scientifique, mais encore de leur éducation morale.

La nécessité de la défense, c'est-à-dire la préparation militaire, s'impose actuellement; et une organisation idéale de la nation armée serait réalisée si chaque citoyen, entraîné et préparé dès son enfance à l'exécution de son devoir dans la défense nationale, recevait dans ses foyers, sous la direction et l'impulsion des autorités locales, l'éducation individuelle, morale et professionnelle, qui le mettrait en état de bien jouer son rôle dans les formations de combat.

La base fondamentale de cette éducation se trouve dans l'entraînement de chaque jeune citoyen, en vue de supporter les fatigues du service sous les armes, et de manier ces armes avec aisance et habileté. Un homme robuste, résistant à la fatigue, est un élément de force dans l'unité de combat. L'hygiène nous aide puissamment à atteindre ce but.

Jusqu'à présent, en attendant cette organisation idéale, les sociétés de préparation militaire, et notamment l'Union des Sociétés de Préparation militaire de France, dont l'actif et dévoué président est M. Adolphe Chéron, ont cherché à former des jeunes gens tout préparés pour recevoir l'instruction militaire proprement dite, et cela dans l'intérêt de la défense de la France et de la République.

Ce livre est le témoin de l'effort dévoué que chacun fait pour apporter sa pierre à l'édifice.

L'armée, pour laquelle nous travaillons, est une des grandes forces impérissables que nous devons cultiver avec respect, et il ne doit y avoir aucune distinction entre le soldat et le citoyen.

Cette union intime du soldat et du citoyen, comme le disait récemment, à la distribution des prix aux élèves du *Clairon du VI*e, M. le général Sauret, à la fin d'une magnifique et vibrante allocution, « cette union se symbolise dans l'union des couleurs du drapeau ».

« Faites apprendre à vos fils, disait-il, que ce drapeau qui marche en tête de nos régiments n'est pas une idole évoquant des souvenirs de tyrannie ou d'épopées sanglantes, dites qu'il est simplement le voile qui relie le passé du peuple à son avenir; qu'il est le rappel de nos origines, de notre histoire, des luttes soutenues par nos aïeux pour la conquête de la liberté, et l'essor du génie national. Il est la pensée qui marche vers l'idéal de justice et de fraternité. »

Commandant BELLANGER,

Chef de bataillon d'infanterie territoriale,
Administrateur de l'Union
des Sociétés de Préparation militaire.

1er février 1911.

PRÉFACE DE LA 3e ÉDITION

Cette nouvelle édition a été complètement revue et mise à jour.

La question des affections vénériennes y a été traitée d'une façon plus détaillée.

Enfin deux nouveaux chapitres, l'un concernant les accidents du surmenage, l'autre traitant de l'équitation et de ses accidents, permettront aux jeunes gens d'acquérir quelques notions d'hygiène dont il n'était pas parlé dans les éditions précédentes.

Paris, août 1913.

MANUEL D'HYGIÈNE PRATIQUE

CHAPITRE PREMIER

Quelques mots sur l'hygiène. — Définitions. Divisions. — But.

A l'époque actuelle, il est inadmissible que l'on puisse se désintéresser des choses ayant trait à la *santé*.

Il n'est plus possible que l'on ignore les règles élémentaires qui, par leur connaissance approfondie et leurs diverses applications, doivent contribuer à l'éloignement, et même, dans bien des cas, à la disparition presque complète de certaines maladies.

Par l'observation de ces règles, la durée de la vie doit être notablement augmentée, et le chiffre de la mortalité épidémique sera sensiblement abaissé.

La partie de la médecine qui s'occupe de résoudre cet important problème s'appelle l'*hygiène*, que nous pourrons définir ainsi :

Une science qui a pour but la recherche et la mise en pratique de tous les moyens propres à obtenir et à conserver un bon état de santé.

Le mot *hygiène* vient, du reste, du mot grec υγιεινος, qui veut dire en bonne santé.

Chacun peut appliquer à lui-même ces lois, ces prescriptions, ces moyens d'éviter la maladie, et cette hygiène de chaque individu sera l'*hygiène individuelle.*

Ces mêmes lois, appliquées à un groupement quelconque d'individus, deviendront l'*hygiène collective.*

Ce sont là les deux grandes divisions qu'il faut retenir, ce sont les deux cadres dans lesquels nous pourrons faire entrer les divers cas particuliers.

On comprend aisément, en effet, qu'il existe de très nombreuses subdivisions dans l'*hygiène individuelle et collective*, suivant l'*âge*, le *sexe*, les *milieux*, les *professions*, les *climats*, etc.

L'hygiène de l'ouvrier mineur travaillant sous terre, par exemple, ne sera pas la même que celle de l'ouvrier des champs travaillant en plein air et en pleine lumière.

L'ouvrier peintre maniant des substances toxiques devra connaître et observer certaines règles hygiéniques particulières à l'exercice de son métier, et il en sera de même pour d'autres professions.

L'hygiène de ces diverses professions sera dite *professionnelle.*

C'est ainsi que nous verrons qu'il existe une hygiène spéciale à l'*industrie*, aux *campagnes*, aux *villes*, que nous appellerons *industrielle*, *rurale*, *urbaine*, etc.

L'hygiène des soldats, que nous étudierons tout particulièrement, constituera l'*hygiène militaire.*

Cette hygiène sera variable suivant que l'armée sera en garnison, en manœuvre ou en campagne.

Nous pourrions, on le voit, multiplier ces exemples et ces dénominations à l'infini; mais cela ne présenterait aucun intérêt.

Malgré toutes ces subdivisions de l'Hygiène, nous verrons qu'il existe des règles générales applicables à tous ces cas particuliers. Ce sont même ces règles générales qui retiendront plus particulièrement notre attention.

C'est, comme nous l'avons dit, par leur connaissance et surtout leur stricte observation dans tous les groupes que chaque individu, en travaillant à la conservation de sa propre santé, contribuera à l'hygiène de la collectivité, à la santé de tous.

En évitant, par une hygiène appropriée, certaines *maladies* dites *évitables*, en empêchant la propagation de ces maladies, si, malheureusement, on n'a pu empêcher leur éclosion, l'*individu* travaille pour la *collectivité*.

On comprend très bien, par exemple (comme nous le verrons plus loin en nous occupant de la tuberculose), que le tuberculeux crachant par terre, répandant ses bacilles à la surface du sol, au lieu de cracher, comme il le doit, dans un crachoir individuel rempli de substances antiseptiques, on comprend très bien que ce malade, qui n'observe pas les règles de l'hygiène, soit un danger pour tous ceux qui l'entourent.

En semant ses bacilles, il propage son mal, il tue ses semblables.

Nous reviendrons sur ce sujet en nous occupant plus spécialement de quelques affections justiciables, au plus haut degré, de l'hygiène.

CHAPITRE II

Hygiène et exercices physiques.

Un des adjuvants les plus précieux de l'hygiène, celui dont le bénéfice immédiat est le plus palpable, est sans contredit l'*exercice*.

Par l'exercice, en général, nous pouvons non seulement maintenir un bon état de santé, mais encore l'acquérir.

L'exercice, on le voit, peut donc être un moyen thérapeutique.

Les *exercices physiques* peuvent être envisagés comme la pratique méthodique du mouvement (Arnould), du mouvement qui caractérise la vie.

D'une façon générale, l'exercice se propose, avant tout, de développer toute la puissance latente de l'organisme et d'équilibrer le fonctionnement de tous nos organes.

Par l'*exercice méthodiquement conduit*, on doit s'efforcer d'acquérir la résistance à la fatigue et à la maladie, la vigueur, la souplesse, la décision, l'énergie morale, toutes qualités qui sont la caractéristique d'un bon état de santé.

Par l'exercice, les combustions intimes du corps sont favorisées; l'absorption de l'*oxygène vivifiant* et le dégagement de l'*acide carbonique* sont accélérés;

nous verrons, en nous occupant de la Respiration, l'importance de ces deux derniers éléments.

Les divers sports (gymnastique avec ou sans appareil, canotage, cyclisme, escrime, football, patinage, équitation, boxe, etc.) et la marche constituent les meilleurs modes d'exercice.

A chacun de ces sports correspond le travail particulier de telle ou telle partie du corps : les uns favorisent le développement des muscles du bras; les autres, le développement des muscles des jambes ou du thorax; d'autres, enfin, sont plus en rapport avec l'acquisition de la souplesse, de l'adresse et du sang-froid.

Les examiner en particulier, et rechercher quel bénéfice spécial peut être retiré de chacun d'eux, nous entraînerait trop loin et nous forcerait à consacrer une étude particulière à chaque variété de sports.

Mais nous devons constater qu'aucun exercice ne nous parait supérieur à la *marche* au grand air et en terrain varié, à la marche pendant laquelle les muscles, le cœur, les poumons et le cerveau lui-même sont heureusement influencés.

Les fonctions nutritives, à leur tour, retirent le plus grand bénéfice de cet exercice facile et salutaire; la marche, en effet, donne de l'appétit, favorise la digestion et l'assimilation.

Si, par ces quelques considérations, nous pouvons déjà entrevoir l'importance hygiénique des exercices du corps, nous ne devons pas ignorer que ces exercices, pour être salutaires, ne doivent jamais être poussés jusqu'à la fatigue, jusqu'à l'épuisement.

Il faut toujours éviter le *surmenage*, qui est une rupture d'équilibre entre l'apport et la dépense.

Quand le travail imposé est trop intense, trop prolongé, exécuté dans de mauvaises conditions, la santé ne tarde pas à s'altérer, et cette altération est due au *surmenage*.

Ce *surmenage* sera d'autant plus précoce que les conditions d'habitation, de vêtement et de nourriture seront plus défectueuses.

CHAPITRE III

Accidents du surmenage.

Le *surmenage* et ses accidents morbides sont observés dès que la limite du travail qui peut être fourni sans danger a été dépassée.

Cette limite, qu'il ne faut pas franchir, est variable avec chaque individu.

Les accidents du surmenage sont aigus ou chroniques; nous allons les passer rapidement en revue.

Accidents aigus. -- Les accidents aigus sont exceptionnels chez le soldat.

« Le meilleur exemple du surmenage aigu, dit le professeur Laveran, est fourni par les animaux qu'on chasse à courre et qui, au bout de quelques heures, épuisés, se raidissent et meurent, même ayant échappé au chasseur. »

L'essoufflement extrême pouvant être suivi de mort est un accident rare, mais qui a été constaté.

Le cœur est un des organes le plus fréquemment touchés dans les accidents aigus du surmenage.

Les troubles cardiaques observés sont la conséquence d'un travail exagéré (courses rapides, prolongées, etc.); ils se traduisent par une accélération très grande du pouls et des battements du cœur.

Le nombre de ces pulsations et battements peut atteindre 160 par minute.

Cette fréquence anormale indique que la mesure a été dépassée, et que la continuation du travail dans ces conditions est un danger.

En effet, après cette excitation passagère, le cœur ne tarderait pas à faiblir, et il pourrait même en résulter des accidents mortels par asystolie.

Accidents chroniques. — Cette variété de surmenage est celle que l'on observe le plus souvent ; elle résulte d'exercices trop fatigants, trop longs et souvent répétés.

Ces accidents chroniques accompagnent presque toujours les manœuvres prolongées et dures, soit dans les pays chauds ou dans des régions accidentées.

Les conséquences du surmenage chronique sont invariablement observées dans les expéditions coloniales.

La perte d'appétit, le manque de sommeil, la fatigue continue, la courbature, l'amaigrissement, la fièvre, les palpitations, la diarrhée sont les symptômes toujours constatés au début.

A ce moment, le terrain étant bien préparé, presque toujours les maladies infectieuses apparaissent et viennent compliquer la situation (embarras gastrique, fièvre typhoïde, tuberculose, etc.).

Une mauvaise hygiène générale, une nourriture insuffisante, de qualité inférieure ou irrégulièrement distribuée, le manque d'eau potable, etc., favorisent la rapidité d'apparition de ces accidents morbides individuels ou collectifs, toujours graves.

En dehors des campagnes de guerre, des marches forcées en pays ennemi ou malsain, en dehors enfin de toutes les circonstances où il sera impossible de prendre toutes les précautions utiles, on pourra éviter les accidents du surmenage.

Pour éviter ces accidents, il ne faut pas vouloir arriver au but trop vite ; il faut *doser* l'exercice, travailler avec prudence et méthode, progresser sans efforts ; on y arrivera par l'*entraînement*.

CHAPITRE IV

De l'entraînement.

On peut définir l'entraînement : le travail *méthodique, progressif* et *raisonné* nécessaire pour obtenir, dans un exercice donné, le maximum de rendement avec le minimum de fatigue.

A toutes les époques et chez tous les peuples, l'entraînement a été une des principales préoccupations des grands conducteurs d'hommes, et les grandes conquêtes des Romains, par exemple, furent la conséquence de leur admirable entraînement.

On comprend aisément que le mode et la durée d'entraînement soient variables suivant le genre d'exercice auquel il s'applique, suivant le but que l'on se propose d'atteindre.

Mais, dans tous les cas, l'entraînement nécessite toujours un travail assidu, sans interruption, s'arrêtant à la fatigue et respectant toujours le bon fonctionnement des organes essentiels, qu'il sera nécessaire de surveiller assez fréquemment (cœur).

C'est grâce à l'entraînement dans un exercice, que l'on peut le pratiquer longuement, sans fatigue et sans effort apparent.

Le marcheur bien entraîné marche longtemps sans essoufflement, sans courbature, sans fatigue.

Ainsi que le note Laveran dans son *Traité d'Hygiène*

militaire, « en France, l'armée qui a fourni la célèbre marche du camp de Boulogne à Austerlitz, faisant quatre cents lieues sans laisser presque de trainards, avait été soumise au camp de Boulogne à un long entrainement.

» Au contraire, l'armée de Wagram (1809), composée en majorité de jeunes soldats qu'on n'avait pas eu le temps d'exercer, laissa sur sa route un grand nombre de malades. »

De même, un canotier entrainé ramera très longtemps sans fatigue, tandis qu'un homme vigoureux, mais novice, ne pourra bien longtemps se servir de ses rames.

Tout le monde connait à quel résultat peut arriver le cycliste de profession bien entrainé, parcourant sans arrêt pendant plusieurs jours et plusieurs nuits des milliers de kilomètres.

Grâce à un travail bien compris, bien dirigé, on peut faire produire des efforts remarquables à des organismes à première vue peu résistants, et l'on peut même dire que c'est sur ces organismes plus faibles que les effets de l'entrainement sont le plus marqués.

On peut deviner quelles heureuses conséquences, quelles modifications avantageuses peuvent produire sur le corps humain les exercices physiques bien conduits.

Ces heureux résultats, on peut les constater tous les ans dans les régiments, chez les jeunes soldats, quelques mois après leur incorporation.

On le remarque encore davantage, si c'est possible, sur les élèves de l'École de gymnastique de Joinville, soumis à un travail et à un entraînement particulièrement bien conduits.

Chez tous ces jeunes gens, le bénéfice immédiat de l'exercice raisonné se traduit par l'élargissement du thorax (augmentation du périmètre thoracique et de la capacité respiratoire), par l'augmentation du poids, et même l'élévation de la taille.

Nous pourrions donner à ce sujet des chiffres très précis, résultats d'observations que nous avons pu faire nous-même au régiment pendant longtemps; mais cette précision nous paraît inutile ici, elle dépasserait le but que nous nous proposons.

Au point de vue pratique, en dehors des résultats que nous avons signalés ci-dessus, on doit chercher à acquérir, par l'entraînement, la résistance aux fatigues, aux intempéries, à la maladie en général, enfin la disparition de la courbature et de l'essoufflement qui accompagnent presque toujours l'effort.

Tous ces bénéfices sont acquis par le dosage et la progression dans le travail.

Pendant les exercices d'entraînement, il est nécessaire d'observer bien strictement, sous peine d'échec, certaines règles.

En première ligne, il faut éviter les excès de toutes sortes, se bien nourrir, tout en rejetant de l'alimentation une nourriture trop excitante ou trop chargée en viande; il faudra s'abstenir d'alcool; une petite quantité de vin ne sera pas cependant nuisible; on devra consacrer au sommeil le temps qui lui est normalement dû.

L'hydrothérapie et le *massage* faciliteront beaucoup le bon rendement des exercices physiques.

Il est une connaissance indispensable à ceux qui dirigent l'entraînement ou même à ceux qui travaillent seuls; c'est la connaissance des rouages essentiels de la machine qu'il s'agit de faire travailler, des principales fonctions dévolues à chacun de ses principaux organes.

Il faut que l'entraîneur possède quelques notions précises d'anatomie et de physiologie générales.

Entraîneurs et entraînés doivent savoir en quoi consistent les grandes fonctions de la Circulation, de la Respiration et de la Nutrition pour obtenir les *meilleurs résultats* dans les *meilleures conditions d'hygiène.*

CHAPITRE V

Circulation. — Hygiène de la circulation.

La circulation du sang est une fonction que l'on peut diviser en deux cycles.

Dans le premier cycle, le sang est envoyé du cœur aux extrémités et ramené des extrémités au cœur.

Dans le deuxième cycle, le sang repart du cœur, traverse les poumons, d'où il revient au cœur pour recommencer sans arrêt ce double circuit.

Le sang sert de véhicule à l'oxygène indispensable aux combustions intimes, à l'oxygène source de la vie.

Quand il est chargé d'oxygène, le sang est *rouge*, et ce sont les *artères* qui le portent dans les tissus : ce sang rouge vient directement du cœur après s'être régénéré, après s'être vivifié, si l'on peut dire, dans les poumons.

Le sang, après avoir abandonné son oxygène, se charge des déchets résultant des combustions; il contient alors de l'*acide carbonique*, il est *noir* : à ce moment il va retourner au cœur par les *veines*.

Les *capillaires* constituent le troisième ordre de vaisseaux, faisant théoriquement la liaison entre les artères et les veines.

Le *cœur* est le *moteur*, qui, sans arrêt, préside à cette importante fonction de la circulation propulsant le sang dans les artères, et l'aspirant des veines; on peut le comparer dans ce rôle à une pompe aspirante et foulante.

Nous ne nous occuperons pas ici des relations du cœur avec le système nerveux, sous la dépendance duquel il est placé; nous voulons simplement donner quelques notions élémentaires sur le fonctionnement mécanique de la circulation, sans en expliquer la physiologie intime.

Les contractions cardiaques, chez l'homme, sont au nombre de 70 à 75 par minute.

Nous pouvons très facilement nous en assurer, en comprimant légèrement avec le doigt une de nos artères superficielles (pouls).

Nous sentirons très bien un léger soulèvement produit par l'ondée sanguine, et correspondant à une contraction cardiaque; ce soulèvement rythmé constitue la pulsation.

Il est aisé de juger, par les simples renseignements qui précèdent, de la délicatesse d'un organe aussi important que le cœur.

C'est pourquoi le cœur est un des rouages de l'organisme qu'il faut sans cesse surveiller, et ménager dans les exercices physiques.

C'est lui qui, le premier, abandonnant son rythme régulier, ressent les effets d'un travail mal conduit, ou exagéré, en un mot, du surmenage.

C'est lui qui, pour employer une expression triviale, se détraque, et quelquefois d'une façon irrémédiable, lorsqu'on demande à l'organisme mal préparé, mal entraîné, un travail au-dessus de ses forces, ou un effort trop prolongé.

Les exercices trop violents et continus, les marches forcées, les excès de vitesse, toutes les exagérations dans l'effort ou dans le mouvement ne tardent pas à rompre l'équilibre indispensable à la bonne santé, et se traduisent aussitôt par des troubles de la circulation (palpitations, hypertrophie du cœur, cœur forcé, congestions passagères, etc., etc.).

Ces troubles, la plupart du temps très sérieux, nécessitent souvent la suppression complète de tout travail un peu fatigant.

Nous devons nous efforcer par tous les moyens de ne pas entraver la marche du sang à travers l'organisme, et c'est pour cela qu'il faudra, comme nous le dirons plus tard (hygiène individuelle du soldat), supprimer tous les obstacles artificiels qui pourraient gêner sa marche dans les vaisseaux.

Il faudra surveiller tout particulièrement les ceintures, les jarretières, les cravates, les bandes, les molletières, les guêtres, les souliers trop serrés à la partie inférieure de la jambe, etc., etc.

Tout le monde sait, en effet, qu'en apportant un obstacle à la circulation veineuse au moyen de jarretières, par exemple, on ne tarde pas à provoquer des varices des membres inférieurs.

L'immobilité et le froid paralysent la circulation, tandis qu'une chaleur non exagérée et un mouvement modéré lui sont extrêmement favorables.

Quand la circulation superficielle se trouve ralentie, il est facile de l'accélérer, soit par un apport artificiel de chaleur ou par des frictions appropriées (gant de crin, flanelle, frictions alcoolisées, etc.).

Enfin, une mauvaise hygiène alimentaire, l'abus de certains mets et de certains vins, ou même simplement une nourriture trop abondante ou mal choisie, prédisposent aux troubles circulatoires (affections des vaisseaux, du cœur, congestions, etc., etc.).

CHAPITRE VI

Hémorragies.

Les quelques notions que nous venons d'apprendre, dans le chapitre précédent, nous permettront, en présence d'une perte de sang consécutive à la section d'un vaisseau, de déterminer facilement la nature d'une hémorragie, et même de l'arrêter momentanément, en attendant l'arrivée du médecin.

Si le sang, qui s'échappe de la blessure, est *rouge*, s'il en sort en jets saccadés, suivant en cela le rythme du cœur, nous aurons évidemment affaire à une hémorragie *artérielle*.

Dans ce cas, en effet, le sang provient directement du cœur dont il reçoit l'impulsion. Ces hémorragies sont graves et rapidement mortelles quand une grosse artère est ouverte.

Si, au contraire, le sang qui sort de la blessure est noir et coule sans saccades, c'est certainement une veine qui sera sectionnée, et cette hémorragie sera une hémorragie *veineuse*.

Dans l'hémorragie *capillaire* (consécutive aux coupures peu profondes, aux plaies superficielles), le sang sortira lentement, en bavant.

Il est inutile d'insister sur la nécessité impérieuse qu'il y a d'arrêter immédiatement un écoulement de sang, et, comme nous le disions plus haut, les connaissances que nous possédons déjà nous permettent de le faire sans hésitation.

Pour arrêter une hémorragie, nous devrons établir un obstacle sur le trajet du vaisseau blessé (compression digitale, garrot de fortune, tourniquet, etc.), au-dessus ou au-dessous de la section du vaisseau, suivant que l'hémorragie sera artérielle ou veineuse.

Pour l'hémorragie artérielle, nous établirons cette compression entre le cœur (d'où vient directement le sang) et la plaie.

Pour l'hémorragie veineuse, il faudra, au contraire, comprimer la veine ouverte entre les extrémités et la blessure, puisque, dans ce cas-là, le sang revient au cœur.

Dans les hémorragies capillaires, ordinairement sans importance, la compression de la plaie elle-même, par un pansement antiseptique et modérément serré, suffit.

CHAPITRE VII

La Respiration. — Hygiène de la Respiration.

Avec tous les physiologistes, nous pouvons définir la Respiration, une fonction au moyen de laquelle les tissus intimes vivants, et le milieu extérieur, font entre eux les *échanges gazeux*, ou encore : une fonction au moyen de laquelle le sang veineux est converti en sang artériel. (Nous n'envisageons, bien entendu ici, la Respiration et les autres fonctions organiques que chez les animaux supérieurs.)

L'organe essentiel de la respiration est le Poumon.

Cet organe double est situé dans le thorax des deux côtés et en avant de la colonne vertébrale. Nous ne nous occuperons pas de son anatomie.

C'est au niveau de la surface pulmonaire que le sang, veineux ou noir, abandonne son acide carbonique, résidu des combustions intimes, et, se chargeant d'oxygène, redevient rouge (sang artériel).

D'après les renseignements fournis par le professeur Mathias Duval, la muqueuse respiratoire, au niveau de laquelle se font ces échanges gazeux, est développée en 1.800 alvéoles environ, formant une surface évaluée à 80 mètres carrés.

Les capillaires pulmonaires, formant les trois quarts de cette surface, représentent une nappe sanguine de 150 mètres carrés.

Le poumon reçoit, à chaque pulsation cardiaque (75 par minute), environ 175 grammes de sang. En 24 heures, il est traversé par 10.500 litres de sang environ.

Dans ces mêmes 24 heures, le poumon reçoit environ 10.000 litres d'air contenant 2.000 litres d'oxygène; dans le même espace de temps, il est expiré environ 400 litres d'acide carbonique.

Les deux temps de la respiration se nomment : l'*Inspiration* et l'*Expiration*.

Pendant l'inspiration, le poumon se dilate suivant la dilatation elle-même de la cage thoracique, et cette expansion a pour conséquence immédiate d'appeler l'air extérieur.

Quand les muscles, ayant déterminé cette inspiration, ont cessé leur travail, le poumon, semblable à un soufflet de forge, revient sur lui-même.

Pendant ce mouvement de régression, il entraine avec lui la paroi thoracique : c'est là l'*expiration*.

Pendant cette deuxième phase du mécanisme respiratoire, l'*air chargé d'acide carbonique est rejeté à l'extérieur*.

Les mouvements respiratoires (inspiration et expiration) sont au nombre de quinze à seize par minute.

Il nous faut retenir ce dernier chiffre, qui nous servira à rythmer nos mouvements, quand nous pratiquerons la *respiration artificielle*, ou les *tractions rythmées de la langue* chez les noyés, les asphyxiés par les gaz, etc., etc.

Cette description sommaire de l'anatomie et de la physiologie de l'appareil respiratoire nous permet déjà de voir combien il est important pour l'hygiène de pratiquer en air pur des exercices respiratoires (gymnastique sans appareil).

Ces exercices dilatent la cage thoracique, et par cette dilatation permettent au poumon de s'épanouir, de se déplisser à son aise, d'augmenter ***sa capacité***, et, par suite, de recevoir, à chaque *inspiration*, une plus grande quantité de ce gaz bienfaisant et vivifiant, qui est l'oxygène.

Cet agrandissement du thorax doit être le but principal à atteindre dans les exercices respiratoires, ses conséquences directes étant considérables pour l'organisme.

Nous voyons aussi, par cet exposé, combien il est indispensable d'avoir toujours à sa disposition un air pur et renouvelé, pour assurer l'arrivée constante de l'*oxygène*, et empêcher l'accumulation en milieu confiné de l'*acide carbonique*, ce poison, ce résidu de la respiration.

Les maladies du poumon et de ses enveloppes (plèvres) sont très nombreuses (bronchite, congestion, pneumonie, pleurésie, tuberculose, etc.).

C'est pourquoi il faut toujours placer cet organe essentiel dans les meilleures conditions d'hygiène possibles.

Il faut éviter, par exemple, les refroidissements extérieurs et les changements brusques de température. Si l'on passe d'un milieu très chaud en un milieu très froid sans transition, il faudra, pour empêcher l'invasion du poumon par un air trop froid, respirer par le nez, où cet air se réchauffera avant d'arriver à destination.

Nous devrons nous efforcer de ne jamais respirer dans les milieux chargés de poussières.

En plus de leurs propriétés irritantes et connues de tous, en tant que corps étrangers, ces poussières servent toujours de véhicules à de nombreux bacilles capables de s'ensemencer dans le poumon, et de faire éclore de nombreuses maladies (tuberculose, pneumonie, etc.).

De même, il faut s'abstenir de séjourner dans une atmosphère chargée de gaz irritants ou méphitiques (gaz d'éclairage, fosses d'aisance, égouts, acide carbonique, oxyde de carbone).

Nous aurons l'occasion de revenir sur ces questions en traitant l'hygiène du soldat en particulier.

Au point de vue mécanique, il est évident qu'il faut supprimer, dans l'habillement ou dans l'équipement, toutes les causes qui pourraient gêner l'exercice de la respiration (vêtements trop serrés au niveau du thorax, ceintures, cravates, jugulaires, etc.).

CHAPITRE VIII

Nutrition. — Alimentation.

La question d'alimentation, au point de vue hygiénique, sera traitée plus particulièrement quand nous nous occuperons des repas du soldat.

C'est pourquoi nous ne nous attarderons pas trop longtemps ici sur ce sujet.

Nous ne pourrions, sans sortir de notre cadre restreint, faire d'une façon complète la description anatomique et physiologique des organes digestifs, dont la connaissance détaillée et théorique est peut-être moins importante à connaitre, pour le soldat, que la circulation et la respiration.

Un homme bien nourri travaille bien.

Avec une nourriture mauvaise et insuffisante, le rendement en travail diminue; la résistance à l'effort s'amoindrit, la maladie ne tarde pas à apparaître.

On peut conclure immédiatement, par ces simples données, de l'importance d'une bonne alimentation au point de vue militaire.

C'est surtout pendant les fatigues d'une campagne, ou simplement pendant des manœuvres un peu longues, que cette vérité apparait avec plus d'évidence.

Il résulte aussi de cette constatation, que la ration alimentaire ne doit pas être la même pour l'homme qui travaille et pour l'homme qui ne fait rien ou presque rien.

Celui qui ne fait rien a simplement besoin de *s'entretenir.*

Celui qui travaille, d'un travail fatigant et continu, a besoin d'une plus grande quantité de combustible pour alimenter la machine.

Ses oxydations sont beaucoup plus importantes, sa ration doit être plus forte.

Il est évident que le combustible, en l'espèce la nourriture, doit être judicieusement choisi, et ne doit pas être pris au hasard.

Ce choix est l'affaire des médecins ou des hygiénistes.

Nous passerons sous silence ici, comme trop théorique dans le cas particulier, la composition chimique des rations alimentaires, au point de vue de leur contenu en azote, carbone, etc.

Disons simplement, et ceci au point de vue pratique (le seul qui nous intéresse), qu'il a été reconnu nécessaire d'introduire les matières grasses dans l'ordinaire des hommes qui travaillent beaucoup.

La ration du soldat français nous paraît être des mieux comprises.

La variété, la qualité et le choix, que l'on s'efforce d'apporter dans son alimentation, font actuellement de ce soldat un des mieux nourris des armées du monde.

La ration du soldat français en temps de paix est ainsi composée :

Pain, 1.000 grammes ;

Viande non désossée, 300 grammes;
Légumes secs, 100 grammes;
Légumes frais, 100 grammes.

Il est distribué, en outre, une demi-ration de sucre et de café.

En campagne et en manœuvre même, ces rations se trouvent augmentées.

Pendant la campagne de Madagascar, par exemple, les hommes touchaient 0 kgr. 500 de viande fraîche, 0 l. 40 de vin, 0 kgr. 030 de graisse, de saindoux.

La meilleure des boissons est le vin coupé d'eau, pris en quantité modérée, ou simplement l'eau de bonne qualité.

Cette bonne qualité doit être fréquemment vérifiée par des analyses bactériologiques.

Le café, distribué comme boisson, complète heureusement l'alimentation. Cependant sa distribution à jeun est l'objet de certaines critiques justifiées.

En aucune façon, l'introduction de l'*alcool* ne peut être admise, son usage modéré et momentané ne pouvant être accepté que dans des cas exceptionnels, et dans des circonstances bien déterminées.

Nous reparlerons de l'alcool en traitant plus spécialement de l'*alcoolisme*, ce fléau moderne.

Les repas, généralement au nombre de trois, le premier moins copieux, et ayant lieu au réveil, doivent être pris, autant que possible, d'une façon très régulière.

Entre ces repas, toute nourriture doit être proscrite

pour ne pas imposer une fatigue supplémentaire et inutile à l'estomac.

Il faut manger très lentement, bien mastiquer, bien ensaliver les aliments, pour obtenir une bonne digestion.

La première partie de la digestion se fait du reste dans la bouche.

Les aliments doivent donc y séjourner un certain temps et ne pas être avalés gloutonnement.

Il faut boire en mangeant, mais avec modération, et, si c'est possible, faire suivre le repas d'une infusion très chaude.

Une grande quantité de viande n'est pas, comme on le croit, indispensable.

Les légumes, les pâtes, les fruits, les fromages, les laitages, les œufs, etc., constituent une nourriture excellente au point de vue de l'hygiène.

Le poisson et la viande doivent être consommés très frais, car, avariés, ils contiennent des toxines redoutables produisant de véritables empoisonnements souvent mortels.

Les animaux destinés à la consommation de la troupe sont examinés sur pied et après abatage par des médecins ou des vétérinaires militaires.

La viande consommée doit être très cuite; on est sûr ainsi qu'elle ne contient plus de germes nuisibles (ténia, tuberculose).

Se méfier des huîtres et des moules.

Il n'est pas inutile de rappeler qu'il ne faut pas manger dans les locaux où l'on fume habituellement.

Les exercices trop violents devront être proscrits

après le repas, ces exercices étant du reste aussi nuisibles qu'une immobilité complète.

Se souvenir toujours que les gros mangeurs et les gros buveurs, surtout s'ils sont privés de mouvement, sont fatalement voués à la maladie, et que la ***sobriété*** est une des premières garanties d'une bonne santé.

Il ne faut pas s'imaginer surtout que les boissons, *dites apéritives*, ouvrent l'appétit. Elles ne peuvent que le contrarier; elles sont, comme nous allons le voir, un terrible poison et elles intoxiquent d'autant mieux qu'elles sont prises à jeun.

CHAPITRE IX

Alcoolisme.

L'*alcool est un poison.*

L'abus de l'alcool, sous toutes ses formes, produit l'alcoolisme.

Il faut le dire hautement, à l'époque actuelle, l'alcoolisme constitue *un fléau redoutable pour notre pays*.

D'après une statistique publiée par la Ligue nationale contre l'alcoolisme, de 1880 à 1898, on a ouvert en France plus de 100.000 *débits*, soit 16 par jour!!

En 1851, il existait en France (Paris non compris) 345.600 débits.

En 1905, il y en a 500.600!

En 1909, on trouve à Paris 11,25 débits par 1.000 habitants, à Bordeaux 5,40 et à Londres 1,31.

Nous n'insisterons pas sur ces chiffres qui sont d'une éloquence malheureusement suffisante pour démontrer dans quelle triste situation se trouve notre pays au point de vue de la consommation de l'alcool.

L'alcool menace non seulement ceux qui en usent régulièrement, il ruine la *santé*, *atteint la sécurité et la fortune publiques*, il compromet d'une façon terrible l'avenir de notre race, il attaque toutes les forces vives de notre patrie.

Tous les organes subissent l'influence néfaste de ce

poison : les voies digestives, le foie, le cœur, le poumon et surtout les centres nerveux (cerveau et moelle).

L'alcool est non seulement l'ennemi de la santé, il est encore l'ennemi de l'épargne.

L'alcool est le grand pourvoyeur *des hôpitaux, des asiles d'aliénés et des prisons.*

Il amène à bref délai la misère et la maladie dans la famille.

La courbe toujours ascendante de la criminalité, de la tuberculose, de la folie et du paupérisme est parallèle à la courbe ascendante de l'alcoolisme.

C'est un mal néfaste, que nous devons à tout prix combattre et enrayer pour sauver la Patrie.

Sous l'influence du poison, l'alcoolique perd toute volonté; sa raison sombre, son cerveau ne lui obéit plus; il est excitable au plus haut point; il passe, sans hésitation et sans réfléchir à l'acte qu'il va commettre, de la menace au geste; il devient *criminel.*

Les statistiques de la criminalité en France, pour 1908, nous donnent les proportions suivantes d'alcooliques ou d'ivrognes pour 100 accusés :

Coups et blessures.........	32	p. 100.
Parricides.................	31	—
Meurtres...................	23	—
Incendies..................	34	—
Attentats à la pudeur.......	35	—
Assassinats, etc............	21	—

La *tuberculose*, cet autre fléau qui décime nos populations, se développe avec facilité chez les alcooliques et leur descendance, de telle sorte que l'on a pu dire que l'*alcoolisme* faisait *le lit de la tuberculose*, ou, avec le professeur Landouzy, que la *tuberculose se prenait sur le zinc*.

L'alcoolique lègue à ses enfants un bien triste héritage.

Les enfants de ces malheureux sont des dégénérés, souvent frappés de convulsions dans la première enfance.

C'est parmi les descendants d'alcooliques que se rencontrent surtout les idiots, les infirmes, les coxalgiques et beaucoup de malades atteints de tuberculose osseuse.

Nous ne pouvons nous empêcher de citer, en passant, un exemple frappant de ce que nous avançons, exemple toujours rapporté par ceux qui luttent par la plume ou la parole contre l'alcoolisme.

C'est le cas suivant, signalé à l'Académie de médecine, en mars 1907, par M. le docteur Brunon, de Rouen.

Une jeune fille de dix-neuf ans a un enfant magnifique.

Elle épouse ensuite un *alcoolique* dont elle a 5 enfants.

Le premier, qui est rachitique, marche à l'aide de béquilles.

Le deuxième est idiot.

Le troisième a une luxation congénitale de la hanche.

Le quatrième est bien constitué.

Le cinquième arrive mort avec quatre doigts à chaque main.

Cet exemple typique se passe de tout commentaire.

Ce sont surtout les apéritifs à base d'essences, qui sont les plus redoutables.

Leur abus constitue l'*absinthisme*, plus terrible que l'alcoolisme proprement dit.

Ils agissent directement sur le système nerveux; leur action *est convulsive*: ils provoquent, en plus des méfaits de l'alcool ordinaire, des accidents très graves tels que le *delirium tremens*, la *folie*, l'*impulsion au crime*.

La France occupe malheureusement le premier rang parmi les nations consommant de l'alcool.

En effet, notre pays, qui, en 1857, ne consommait que 2 litres environ d'alcool par habitant et par an, en consommait, en 1896, d'après le tableau de Denis, rapporté par Jules Courmont, environ 14 litres; tandis qu'à la même époque la Suède et la Norvège n'en consomment plus que 3 litres par habitant, environ.

Ces deux derniers pays, qui tenaient autrefois le premier rang dans la consommation de l'alcool, ont triomphé du poison; ils occupent maintenant le dernier rang.

Certaines régions de la France consomment évidemment moins d'alcool que d'autres; c'est ainsi qu'à Paris on compte 6 litres par habitant, et 18 litres dans certaines villes de Normandie.

L'exemple de la Suède et de la Norvège, que nous citions plus haut, constitue un enseignement admirable.

En même temps que dans ces pays la consommation de l'alcool diminuait, la *tuberculose*, la *folie* et la *criminalité* reculaient dans les mêmes proportions :

Non seulement la *natalité* diminue dans les pays qui s'alcoolisent, mais la *mortalité* y est très grande, frappant surtout les enfants au berceau.

En Norvège, la *mortalité infantile*, qui était autrefois très élevée, est actuellement de 68 p. 1.000 nourrissons environ.

En France, qui est le pays où l'on boit le plus d'absinthe, la *mortalité infantile* est d'environ 150 p. 1.000.

D'après certaines statistiques empruntées à la Ligue Nationale contre l'alcoolisme, l'alcool fait perdre chaque année à la France un corps d'armée.

L'alcool désole et dépeuple la Normandie, la Bretagne, les Vosges et la Picardie.

Toujours d'après les mêmes renseignements, la Normandie a perdu 200.000 habitants en vingt-cinq ans. De 1860 à 1900, en quarante ans, l'Orne a perdu au moins 100.000 habitants.

En 1903, environ 50 p. 100 des conscrits ont dû être réformés dans la Manche, 57 p. 100 dans l'Orne, et 60 p. 100 dans la vallée des Vosges.

C'est là une preuve évidente et palpable du mauvais état de la race, en ces pays minés par l'alcool. En Normandie, la décadence continue. Voici les chiffres que l'*Officiel* vient publier pour 1912 :

	Naissances.	Décès.
	—	—
Calvados............	7.948	8.703
Eure................	6.139	6.799
Manche..............	9.873	10.210
Orne..............	5.403	6.658
Seine-Inférieure.....	20.785	18.038
Total....	50.148	50.408

Complétons ces quelques chiffres en disant qu'en 1900 la population des asiles d'aliénés était dix fois plus élevée qu'en 1860.

Donc, en tuant les enfants nouveau-nés, en dépeuplant le pays, en amenant la misère dans le foyer, en augmentant la folie, la criminalité, la maladie sous toutes ses formes, en compromettant le recrutement de l'armée et la vitalité de la nation, l'alcool est le plus redoutable ennemi de notre pays et de l'humanité.

Nous ne voulons pas conclure, de tout ce qui précède, qu'il faille s'abstenir totalement de vin, de bière ou de cidre; non.

Ces dernières boissons, quand elles ne sont pas falsifiées, peuvent être consommées pendant les repas et sans excès.

Avec M. Courmont, de Lyon, à qui nous avons emprunté quelques renseignements et quelques chiffres, nous pouvons formuler les conseils suivants :

1° Évitons les excès de boissons fermentées;

2° Méfions-nous des eaux-de-vie;

3° Prohibons les apéritifs.

CHAPITRE X

Tuberculose.

La tuberculose est une maladie infectieuse, contagieuse, due au bacille de Koch, et pouvant atteindre tous les organes. C'est une maladie évitable par l'hygiène.

Actuellement la *tuberculose* se présente, à côté de l'*alcoolisme*, comme un véritable fléau étendant ses ravages sur l'univers entier.

Comme pour l'alcoolisme, la France se retrouve, avec la tuberculose, à la tête des nations les moins favorisées.

Ainsi que nous le disions dans le chapitre précédent, ces deux affections vont de pair, « l'alcoolisme faisant le lit de la tuberculose ».

Il est admis que la tuberculose cause, en France, environ 150.000 décès par an.

On frémit en pensant à la brutalité écrasante de ce chiffre, d'autant plus que, dans certains milieux, les moyens de défense et de désinfection sont à peine ébauchés; d'autant plus que, de tous côtés, la porte semble ouverte à cette maladie qui est pourtant évitable, et dont la marche ascendante pourrait être enrayée par d'énergiques mesures d'hygiène.

C'est un médecin militaire français, Villemin, professeur d'hygiène au Val-de-Grâce, qui démontra la contagion de cette terrible maladie.

C'est en décembre 1865 que Villemin fit à l'Académie de médecine sa communication, démontrant par de nombreuses expériences que la tuberculose était une maladie virulente, infectieuse et inoculable.

C'est en mai 1882 que Koch découvrit le bacille de la tuberculose, bacille qui porte son nom.

Comme dans toutes les affections microbiennes, le bacille ou la graine ne demande qu'à prospérer, en trouvant un terrain favorable : et dans l'espèce, ce terrain lui est facilement fourni par les organismes tarés par le vice, la maladie, l'hérédité, ou débilités par la misère physiologique, le manque de nourriture, d'air et de lumière, et surtout par les excès de boisson.

L'alcoolique et ses descendants sont les premières victimes de la tuberculose.

Le remède le plus efficace et le plus simple contre cette terrible maladie consiste dans l'observation stricte des lois de l'hygiène.

La vie au grand air, en pleine campagne, loin des agglomérations, l'aération continue, le soleil, la bonne nourriture sont les adversaires du bacille de la tuberculose; tous ces facteurs lui préparent un mauvais terrain d'éclosion.

Le grand air et le soleil sont surtout ses plus grands ennemis.

Nous avons dit que la tuberculose s'attaquait à tous les organes, mais c'est surtout la tuberculose des voies respiratoires qui est le plus fréquemment observée, et c'est par les voies respiratoires que se font, le plus ordinairement, la propagation et la contagion de cette terrible maladie.

Aussi, ne faut-il jamais cracher par terre. Cette défense est encore plus sévère pour les malades atteints de tuberculose, leurs crachats devenant rapidement un objet de contagion.

Les crachats se dessèchent, et les bacilles qu'ils contiennent, mélangés aux poussières, sont introduits dans l'organisme par les voies digestives ou respiratoires : ils ensemencent sûrement ainsi les terrains favorables qu'ils rencontrent (bronchites, entérites).

Nous avons dit que l'air et le soleil étaient les plus grands ennemis du microbe de la tuberculose; c'est pour cela que les logements sombres, mal éclairés, situés dans des rues étroites et humides, privés de soleil, sont des foyers de tuberculose.

Il en résulte la nécessité impérieuse d'abattre ces *îlots tuberculeux*, ces foyers où se cultive sans relâche la graine si vivace de cette maladie.

Ces *îlots tuberculeux* sont bien connus; la statistique les a revélés, et dans Paris on s'occupe de leur suppression radicale.

Les tuberculeux, reconnus comme tels, doivent être isolés (sanatoria).

On pourra ainsi les soigner et les empêcher de devenir pour leurs semblables un objet de contagion.

Il faut fortifier les organismes débilités pour les rendre rebelles à la contagion; il faut élever au grand air, et entourer de précautions particulières, les enfants prédisposés par leur hérédité à contracter la tuberculose.

Il est indispensable, enfin, de dépister les plus petits foyers tuberculeux, pour les anéantir par des mesures énergiques d'hygiène, et surtout par une désinfection efficace.

Les objets, les vêtements, les livres, les jouets ayant appartenu à des tuberculeux doivent être détruits par le feu.

Les objets de literie doivent être désinfectés à l'étuve; les locaux contaminés doivent, avant d'être habités de nouveau, être désinfectés par les soins de l'administration et, au besoin, sous la surveillance des commissions d'hygiène.

Tous les cas connus de tuberculose devraient être déclarés. A l'heure actuelle, cette déclaration n'est pas encore obligatoire et est l'objet de nombreuses discussions à l'Académie de médecine (1913).

Il faudrait organiser, enfin, une poursuite scientifique et sans relâche contre ce terrible fléau qui décime la population.

Des conférences fréquentes, montrant le danger et enseignant la prophylaxie de cette affection, devraient être organisées d'une façon méthodique et surtout dans les pays contaminés.

Il serait indispensable d'instituer dans toutes les écoles un enseignement antituberculeux, qui trouverait sa place à côté de l'enseignement antialcoolique.

On ne fera jamais trop pour conjurer ces deux dangers.

Il y va de l'avenir du pays.

CHAPITRE XI

Fièvre typhoïde.

La fièvre typhoïde est encore une maladie microbienne, que l'on peut éviter en observant les règles d'hygiène concernant sa prophylaxie.

Grâce aux travaux du professeur Vincent, du Val-de-Grâce, la vaccination contre la fièvre typhoïde a fait ses preuves et est entrée dans le domaine de la pratique courante.

Il serait à désirer que cette vaccination devînt obligatoire comme la vaccination antivariolique.

Il est actuellement question, à l'Académie de médecine, de vaccination contre cette maladie (1913).

C'est par l'eau, ou par certains aliments (huîtres, légumes, salades, fruits) mis en contact d'une façon quelconque avec le bacille de la fièvre typhoïde, qu'est répandue cette maladie.

Pour éviter la fièvre typhoïde, il faut faire bouillir les eaux et les légumes suspects, s'abstenir d'huîtres, par exemple, ayant séjourné dans des eaux polluées, s'abstenir encore de fruits et de salades poussant dans des terrains d'épandages, car les eaux qui arrosent ces terrains contiennent le plus souvent le bacille de la fièvre typhoïde.

La poussière desséchée de ces terrains d'épandages contient le germe de cette maladie; en mangeant, par exemple, des fruits non lavés recouverts de ladite poussière, on s'expose à contracter la fièvre typhoïde.

Les déjections des typhiques contiennent en grande abondance le germe de la maladie ; aussi, est-il indispensable de désinfecter très soigneusement ces matières, qui, sans cela, peuvent, dans bien des cas, devenir un objet de contagion.

Elles sont souvent, à la campagne, simplement jetées sur le fumier ou dans le ruisseau voisin, infectant par infiltrations le sous-sol, les sources, polluant les cours d'eau, donnant ainsi naissance à de nouvelles épidémies.

Les personnes soignant les malades atteints de fièvre typhoïde ne doivent en approcher que revêtues de vêtements spéciaux, facilement lavables (blouses), qu'elles quittent en sortant de la chambre du typhoïdique.

Elles doivent se désinfecter soigneusement les mains, toutes les fois qu'elles auront touché le malade ou les objets qu'il a touchés.

Les vases, dans lesquels seront reçues les déjections des typhoïdiques, devront contenir des matières antiseptiques (sulfate de fer, sublimé, acide phénique), etc.

Il faudra, enfin, faire la déclaration de tous les cas de fièvre typhoïde et procéder, pour chaque cas, à une *désinfection* des plus minutieuses (étuve à désinfection, vapeurs de formol).

CHAPITRE XII

Maladies vénériennes.

Les *maladies vénériennes* ne doivent pas être considérées comme des maladies honteuses, qu'il faut cacher ou mal soigner, par l'intermédiaire de réclames malhonnêtes la plupart du temps, ou en s'adressant à des personnes mal qualifiées pour cela.

Il faut considérer ces affections comme demandant des soins immédiats, et s'empresser de prévenir le médecin dès leur apparition.

Les jeunes gens seront avertis des dangers très sérieux auxquels ils s'exposent pour le *présent*, et souvent même pour un *avenir très éloigné*, en négligeant volontairement, ou par une pudeur mal placée, l'affection vénérienne, du caractère le plus bénin.

Certaines de ces affections peuvent entraîner des complications immédiates, ou plus tardives, d'organes voisins, la stérilité même (rétrécissement et orchites blennorragiques).

Les autres, plus graves, peuvent également, à longue ou à brève échéance, se compliquer redoutablement alors qu'un traitement énergique, approprié et bien conduit, eût pu détourner cette terrible perspective (accidents tertiaires, localisations syphilitiques sur les centres nerveux, etc.)

Il est donc indispensable que les jeunes gens soient

instruits, même dans les dernières années qu'ils passent dans les écoles, des accidents souvent irrémédiables auxquels ils exposent eux-mêmes leurs enfants et leur famille, en cachant au médecin, dès leur apparition, les maladies vénériennes quelles qu'elles soient.

Au régiment surtout, il ne faudra pas s'imaginer, comme certains esprits mal avertis le propagent, qu'une maladie vénérienne doit entrainer une punition; c'est depuis longtemps inexact.

Aussi, les jeunes soldats auront tout intérêt à ne pas attendre les visites périodiques de santé pour laisser au médecin-major le soin de découvrir leur mal.

Ils devront se présenter à la visite, sans crainte, à la première alerte.

Les maladies vénériennes sont :

1° La blennorrhagie;

2° Le chancre mou;

3° La syphilis.

Disons quelques mots seulement de chacune de ces affections; une étude détaillée dépasserait le cadre et le but de cet ouvrage. Nous ne parlerons pas davantage, et pour les mêmes raisons, de leur traitement.

Blennorrhagie. — La blennorrhagie est une maladie vénérienne caractérisée par l'inflammation du canal de l'urètre, qui devient le siège d'un écoulement purulent et contagieux.

La blennorrhagie n'est pas une affection bénigne,

comme certains le pensent; son traitement doit être dirigé par le médecin seulement.

Le pus de la blennorrhagie est très virulent; il contient un microbe : le gonocoque.

Les blennorrhagiques doivent se laver soigneusement les mains après leur pansement; ils doivent savoir qu'ils s'exposeraient à contracter une ophtalmie purulente grave s'ils portaient à leurs yeux leurs doigts souillés de pus urétral.

Les complications principales de la blennorrhagie sont :

La cystite, l'adénite, l''orchite pouvant entraîner la stérilité, et enfin le rétrécissement du canal de l'urètre.

La blennorrhagie peut se localiser sur toutes les muqueuses et provoquer des affections longues et même mortelles (arthrite, synovite, endocardite, etc.)

Il faut donc, nous le répétons avec insistance, traiter cette affection comme une maladie sérieuse et ne s'en rapporter qu'au médecin pour le traitement.

Chancre. — Le chancre simple est une affection vénérienne caractérisée par une ulcération à l'emporte-pièce, non indurée, suppurante, et pouvant s'inoculer au malade.

La complication du chancre non syphilitique, dit encore chancre mou, est l'adénite suppurée (bubon).

Syphilis. — Cette dernière maladie est la plus grave, la plus sérieuse, par ses conséquences immédiates ou éloignées, des maladies vénériennes.

Ces accidents souvent terribles, malgré leur échéance éloignée, se divisent en 3 catégories :

Accidents primaires. — L'accident primaire est constitué par le chancre induré apparaissant vingt-cinq jours après l'inoculation.

Dès son apparition, il y a intérêt à commencer un traitement énergique.

Accidents secondaires. — Avec ces accidents, l'infection se généralise et on rencontre de la céphalée, des douleurs dans les os, des éruptions, des plaques muqueuses, de l'iritis, etc.

Tous ces accidents sont amplifiés chez les alcooliques ou chez les malades déjà infectés.

Le traitement devra être des plus énergiques même après la disparition de ces lésions, afin d'atténuer, de retarder ou d'éviter les accidents possibles de la 3e période.

Accidents tertiaires. — Ces accidents, souvent tardifs, sont les plus terribles. Ils se localisent sur les viscères profonds, produisent des ulcérations, des lésions de tous les organes, notamment du cerveau, de la moelle (gourmes), entraînant des paralysies, des hémiplégies, pouvant produire l'ataxie, la paralysie générale, etc., etc.

Aussi le syphilitique doit-il toujours se soigner, même quand il ne présente plus d'accidents.

La syphilis entraine une déchéance de l'organisme encore plus grande quand elle est aggravée par l'alcoolisme.

Les enfants des syphiliques mal soignés ou non soignés héritent de nombreuses tares.

La syphilis est elle-même une cause d'avortement.

Les enfants d'alcooliques et de syphilitiques sont plus particulièrement prédisposés à la tuberculose et à d'autres maladies non moins redoutables.

On voit donc que cette affection constitue un danger social qu'il faut connaître pour l'éviter, au même titre que l'alcoolisme et la tuberculose.

Bien d'autres affections microbiennes (rougeole, variole, scarlatine, dysenterie, méningite cérébro-spinale, etc.) sont justiciables de l'hygiène et sont soumises à des règles prophylactiques bien établies, mais nous ne pouvons ici, on le comprendra, consacrer un chapitre particulier à chacune de ces diverses affections sans sortir de notre cadre.

Toutes ces maladies sont soumises à la déclaration; elles doivent être dépistées dès le début, et chaque cas particulier doit être l'objet d'une désinfection complète.

Nous continuerons notre étude en envisageant dans les chapitres suivants, toujours au point de vue de l'hygiène, tout ce qui concerne la vie du soldat (habitation, vêtements, exercices).

CHAPITRE XIII

Hygiène individuelle militaire et soins corporels.

L'importance de l'*hygiène du soldat*, dans toutes les phases de son existence militaire, n'échappe à personne.

En surveillant la santé des hommes, nous assurons non seulement aux familles la conservation de leurs enfants, mais nous maintenons en même temps dans leur intégralité les effectifs de l'armée.

En donnant à chaque soldat le moyen d'éviter la maladie par l'observation des lois de l'hygiène individuelle, nous empêchons la diminution des effectifs par l'épidémie. Nous conservons à la patrie des défenseurs robustes.

En inculquant dans l'esprit des jeunes gens ces lois importantes au point de vue de la santé publique, nous rendons en même temps service à la société, en général.

Ils pourront, en effet, rentrés dans leurs foyers, répandre dans leur entourage les notions relatives à l'hygiène générale puisées dans cet enseignement, et en faire bénéficier ceux qui n'auraient pu le recevoir.

Dans les chapitres qui vont suivre, nous reprenons la plupart des questions qui ont fait l'objet de nos conférences à la Société de Préparation militaire (*le Clai-*

ron du VIe arrondissement) (S. A. G. 530) depuis l'année 1909, et que, déjà à cette époque, nous avions résumées dans un très modeste fascicule.

Nous nous sommes toujours inspiré, dans ces conférences, du programme de l'Union des Sociétés de Préparation militaire de France.

Nous avons aujourd'hui ajouté à ces diverses questions quelques chapitres importants, qui nous paraissent non seulement devoir intéresser tous ceux qui se préparent à la vie militaire, mais aussi *tous ceux qui sont déjà arrivés au régiment.*

CHAPITRE XIV

Que fait le soldat au réveil? Principaux soins corporels journaliers. Soins de la bouche. Changement du linge.

Dès que le réveil est sonné, le soldat doit découvrir son lit complètement, s'habiller et ouvrir les fenêtres de la chambre, mais d'un seul côté seulement, pour éviter les courants d'air.

Avant d'aller au lavabo, il procède au nettoyage de la chambre en soulevant le moins de poussières qu'il est possible, poussières qui, ainsi que nous l'avons vu en parlant de la tuberculose, peuvent être une cause de maladies microbiennes graves.

Le balayage ne se fera donc jamais à sec, mais avec un *faubert mouillé*.

Après ce balayage, tout le mobilier de la chambrée (tables, bancs, planches à bagages, râteliers, etc.) sera soigneusement essuyé avec des *linges humides*.

Ce n'est qu'après ce nettoyage de la chambrée que le soldat se disposera à aller, comme nous l'avons dit, au lavabo, en ayant soin, pour s'y rendre, de se couvrir suffisamment s'il doit traverser des couloirs aérés et, à plus forte raison, une cour.

En effet, certains soldats ont la mauvaise habitude de se rendre au lavabo le torse presque nu, quelle que soit la saison, et c'est là une cause de nombreux refroidissements, entraînant des séjours à l'infirmerie, diminuant ainsi l'effectif des disponibles et augmentant le service des hommes valides.

En allant procéder à sa toilette, le soldat n'oubliera pas d'emporter un morceau de savon, une serviette, sa brosse à dents, ses peignes et brosses.

Il se lavera avec soin, en usant largement de savon, les mains, la figure, la tête, sans oublier les oreilles et les ongles.

Il ne négligera pas, dans cette toilette, les autres parties du corps exposées au frottement, à la poussière, à la sueur (région ano-génitale).

La toilette des pieds se fait à part.

Pour toutes ces ablutions, les hommes doivent se servir abondamment de savon blanc, dit *savon de Marseille*.

Ce *savonnage*, que l'on pourrait qualifier d'*antiseptique* (étant données les substances entrant dans la composition du savon), ce savonnage, disons-nous, décape la peau, dont le fonctionnement se trouve assuré, et qui, par ce nettoyage vigoureux, est débarrassée de toutes les impuretés qui la recouvrent. Il empèche la formation de la crasse et fait le plus souvent avorter certaines affections parasitaires désagréables et rebelles (furoncles, gale).

Ce nettoyage, enfin, empèche le développement des mauvaises odeurs, qui sont une gêne non seulement pour les voisins, mais pour toute la chambrée.

Sous aucun prétexte, il ne faut se servir des serviettes, peignes, brosses ou autres objets de toilette du voisin, cette façon de faire, peu propre, pouvant favoriser la transmission de certaines maladies parasitaires de la peau ou du cuir chevelu.

Tous les hommes, devant posséder une brosse à dents, termineront leur toilette par le brossage et le savonnage des dents, dans tous les sens, en avant et en arrière, et en faisant sortir des interstices les restes d'aliments qui pourraient encore y adhérer.

Après le brossage, un rinçage vigoureux de la bouche aidera à cette expulsion de débris alimentaires.

Il serait à désirer que, pour ce genre de toilette, tous les lavabos fussent munis d'eau de source, et que les hommes pussent aussi se nettoyer la bouche après chaque repas.

Linge de corps. — Le linge de corps est changé une fois par semaine au moins.

Si ce linge sali n'est pas envoyé immédiatement au blanchissage, il doit être séché au dehors, plié et mis dans un sac particulier, hermétiquement clos, placé lui-même *hors de la chambre* si possible, pour ne pas devenir une source d'infection et de mauvaises odeurs. La chambre ne doit, sous aucun prétexte, être transformée en séchoir ou en dépôt de linge sale.

Ce linge sale pourrait être, en effet, une cause de contamination pour les hommes, car il peut être souillé par des mucosités, ou des déjections contenant les germes d'affections contagieuses, telles que tuberculose, pneumonie, méningite cérébro-spinale, etc.

Certaines personnes en bonne santé, mais ayant été atteintes antérieurement d'affections microbiennes, continuent, en effet, à porter assez longtemps, après leur guérison, les bacilles, les germes des maladies dont elles furent atteintes.

Ce sont les *porteurs de germes* dont on a tant parlé ces temps derniers.

En éliminant, en semant ces germes, ces personnes peuvent être la cause de nouveaux cas, de nouvelles épidémies.

CHAPITRE XV

Bains du soldat.

Le lavage des jambes et des pieds se pratique, en principe, une fois par semaine, mais il y est procédé plus souvent, si cette mesure est jugée nécessaire, à la suite de fatigues, de travaux particuliers, pendant les journées chaudes et poussiéreuses de l'été.

Le soldat prend au minimum un bain par aspersion tous les quinze jours, et il existe dans toutes les casernes, pour cet usage, des salles de bain assez bien aménagées.

La température de l'eau du bain par aspersion sera de 28° à 32°.

Pendant le bain par aspersion, qui dure quelques minutes, les pieds trempent dans des baquets, où tombe l'eau de la douche.

Pendant toute la durée de l'aspersion, les hommes doivent se savonner le corps et les pieds; un dernier jet est réservé pour le rinçage.

Pendant la saison favorable, quand la mer ou une rivière propice aux bains se trouvent à proximité du casernement, les troupes sont conduites à la baignade environ deux fois par semaine.

La température de l'eau doit être prise avant chaque bain, et soumise aux médecins du corps, qui décident de l'opportunité de la baignade.

Il faut faire en sorte que l'emplacement de la baignade ne soit pas trop éloigné du casernement, car, sans cela, les hommes sont souvent exposés à y arriver en sueur, ce qu'il faut toujours éviter : mais si, une fois déshabillés, les hommes étaient encore en transpiration, il ne faudrait pas les laisser se sécher à l'air, l'*entrée immédiate* dans l'eau serait *préférable*.

Un médecin, accompagné d'un infirmier muni de l'outillage nécessaire pour secourir les asphyxiés par submersion, assiste à la baignade.

Les gradés ne doivent jamais perdre de vue les hommes qui se baignent, afin de faire sortir rapidement de l'eau tous ceux qui se plaignent de malaises.

Il est prudent de faire croiser une ou deux barques, montées par des moniteurs de natation, sur l'emplacement de la baignade.

Bien que tout le monde connaisse ce détail, il est prudent de répéter que les bains seront toujours pris deux heures et demie environ après avoir mangé, ce laps de temps étant un minimum.

Si un homme est retiré de l'eau en état d'asphyxie, on l'étendra de préférence sur le côté droit; on facilitera la sortie de l'eau avalée, on provoquera des vomissements en titillant la luette, et on pratiquera sans retard et sans se décourager les *tractions rythmées de la langue* (procédé de M. Laborde).

Pour cela, on ouvre la bouche du patient, en s'aidant, s'il le faut, d'un morceau de bois plat, d'un manche de cuillère par exemple, et, saisissant solidement la partie antérieure de la langue entre le pouce et l'index de la main droite, nus ou revêtus d'une compresse (pour éviter le glissement), on exerce sur elle de fortes tractions successives, répétées, cadencées, suivies de relâchement, en imitant les mouvements rythmés de la respiration elle-même, au nombre *de 20 environ par minute.*

On peut continuer ces manœuvres pendant une demi-heure, une heure et même davantage, avec l'espoir de voir revenir le noyé à la vie.

On peut, en même temps, employer les anciens procédés, qui peuvent utilement aider au résultat : flagellation, respiration artificielle, etc.

CHAPITRE XVI

Aération. — Nettoyage des chambres. Brossage et battage des effets.

Aération. — Dès que les hommes auront quitté les chambres, les fenêtres en seront ouvertes des deux côtés et seront fixées par des crochets.

Par ces ouvertures opposées, on produira un large courant d'air, nécessaire à la bonne ventilation de la chambrée.

En effet, bien que le renouvellement de l'air se soit fait automatiquement pendant la nuit au moyen d'appareils spéciaux réglementaires, cette aération n'est pas suffisante pour que l'atmosphère n'ait pas besoin d'être largement modifiée après le départ des hommes.

Par une efficace ventilation, les mauvaises odeurs accumulées pendant la nuit disparaissent et la chambre s'emplit d'air pur dans toutes ses parties.

Dès que les hommes rentrent dans les chambres, et surtout *s'ils sont en sueur*, il faudra fermer les fenêtres, au moins d'un côté.

Les ventilateurs automatiques, dont nous avons parlé plus haut, seront construits de façon que les hommes qui couchent non loin de ces appareils ne puissent pas les empêcher de fonctionner.

Nettoyage des chambres. — Les planchers des casernes sont rendus imperméables par divers procédés, et les fentes qui séparent les planches, véritables réceptacles des poussières virulentes, ne doivent pas exister.

Nous avons déjà dit que le balayage et l'essuyage des chambrées est fait quotidiennement à l'aide de linges ou de fauberts humides, les fenêtres étant ouvertes d'un seul côté.

Une fois par semaine au moins, les planches, les tables, les bancs, etc., doivent être lavés et brossés avec de l'eau contenant des substances antiseptiques, et le parquet doit être frotté vigoureusement avec du sable humide, par exemple, additionné de désinfectants.

Les crachoirs, dont sont garnies les chambres, contiendront toujours une solution antiseptique, et leur contenu sera vidé dans les latrines (tout à l'égout), ou enfoui profondément dans le sol, s'il ne peut être détruit par le feu, comme cela est possible lorsqu'on garnit les crachoirs de sciure de bois antiseptique.

Pendant le nettoyage, les cruches à eau doivent être enlevées de la chambre que l'on nettoie.

Dans un but d'hygiène, environ une fois par an, les murs des chambres sont passés à l'eau de chaux additionnée de colle.

Pour détruire les insectes, punaises, puces, etc., on emploie la poudre de pyrèthre; on peut laver aussi le mobilier avec de l'huile de pétrole étendue d'eau au dixième.

Brossage et battage des effets, etc. — On comprend facilement que si les hommes, rentrant d'une marche couverts de poussière, brossaient leurs vêtements dans les chambres, ces chambres en seraient immédiatement, elles-mêmes, recouvertes d'une couche épaisse.

Or, nous savons déjà combien sont dangereuses toutes ces poussières transportées du dehors; elles véhiculent presque toujours des germes morbides très nombreux et très dangereux.

Aussi, il sera sévèrement interdit de brosser et de battre les effets dans les chambres.

C'est dans les cours, en plein air, que doivent se faire ces opérations.

De même, il faudra profiter, toutes les semaines, si c'est possible, d'une belle journée de soleil, pour descendre et battre les couvertures, les matelas, etc.

Nous savons, en effet, que l'*air* et le *soleil* sont les plus grands ennemis des microbes, et il faudra avoir recours à ces agents naturels, autant qu'on le pourra.

Ce sont les meilleurs auxiliaires du médecin.

CHAPITRE XVII

Infection des parquets et du sol par les crachats. Interdiction de fumer dans les chambres. Du tabac.

Crachats. — On ne doit, sous aucun prétexte, cracher sur les parquets des chambres ou des autres locaux habités, ou même sur le sol.

En voici les raisons : les crachats servent le plus souvent de véhicules à des agents de transmission de maladies contagieuses redoutables (tuberculose, pneumonie).

En crachant sur le sol, c'est s'exposer et exposer ses camarades à contracter ces diverses affections.

Les crachats se dessèchent, sans que les bacilles qu'ils contiennent perdent de leur vitalité; ils se mélangent ainsi aux poussières soulevées par la marche, l'air, un balayage intempestif et à sec.

Ces poussières sont souvent absorbées par les voies respiratoires, ou par les voies digestives, si elles se déposent en retombant sur les aliments, et elles provoquent ainsi l'éclosion des maladies dont elles contiennent les germes.

Enfin, le fait de cracher sur le sol constitue une habitude malpropre, répugnante, et dénote une mauvaise éducation.

On crachera dans les crachoirs disposés dans les chambres, les couloirs, etc., etc., crachoirs qui, nous l'avons dit, doivent contenir des substances antiseptiques (crésyl, par exemple).

Ces crachoirs seront vidés et désinfectés tous les matins, dans des conditions particulières, déterminées par les médecins.

Les hommes en traitement pour une affection contagieuse des voies respiratoires, par exemple, doivent cracher dans des crachoirs individuels, dits de poche, contenant, eux aussi, un liquide antiseptique.

Ces hommes-là seront, du reste, toujours éloignés rapidement de leurs camarades.

Fumer dans les chambres. — Tabac. — Il doit être interdit expressément de fumer dans les chambres.

La première raison, c'est que tout le monde ne fume pas, et que beaucoup de personnes sont même sérieusement incommodées par la fumée et l'odeur du tabac.

Mais il y a d'autres raisons plus plausibles : le tabac contient une alcaloïde, un poison très violent, la *nicotine*.

La fumée contient elle-même ce poison, et d'autres substances toxiques qui la rendent irritante et nocive (oxyde de carbone, etc.).

On en constate, du reste, les mauvais effets sur les fumeurs qui avalent la fumée (irritation des voies respiratoires), et passent leur vie dans des pièces mal aérées, où l'on fume beaucoup (cafés, etc.).

Il faut donc fumer en plein air.

Que dirons-nous du tabac ?

Il est évident, étant donnée sa composition, qu'il ne peut constituer une chose très recommandable.

L'abus du tabac produit des troubles du côté des voies digestives, du cœur et du système nerveux; il est irritant pour les voies respiratoires; nous citerons, pour mémoire, le cancer des fumeurs.

Nous devons cependant reconnaître que l'usage modéré du tabac procure certaines satisfactions et qu'on ne saurait le défendre complètement.

Dans tous les cas, il faut, répétons-le, fumer à l'extérieur et le moins possible à jeun, pour ne pas favoriser directement l'absorption de la nicotine.

On évitera d'avaler la fumée et l'usage de fume-cigares ou fume-cigarettes ou de pipes à long tuyau facilement nettoyable devra être recommandé.

La fumée pourra, en effet, avant d'arriver dans la bouche, se refroidir et déposer un peu de nicotine sur les parois de ces instruments.

L'usage du tabac à priser amène de l'irritation du nez et du pharynx.

Quant à la chique, moins recherchée, elle favorise l'absorption directe de la nicotine, et doit, pour cette raison, être rejetée; nous ne parlerons pas de ce qu'il y a de répugnant dans le fait de chiquer.

CHAPITRE XVIII

Cuisine et locaux accessoires.
Locaux disciplinaires et tatouage.

Après nous être étendu sur l'hygiène des chambres, continuant notre revue de casernement, nous arrivons aux *locaux accessoires.*

Nous dirons quelques mots des principaux.

C'est d'abord la *cuisine,* qui doit retenir notre attention.

La cuisine doit être un des locaux les plus propres, les plus soignés, les plus faciles à entretenir du casernement.

Elle doit, autant que possible, être installée dans un pavillon spécial, isolé, et dans une situation telle que les vents dominants ne chassent pas les fumées et les odeurs du côté des parties de la caserne habitées.

Il serait à désirer que la cuisine pût être reliée aux réfectoires par un passage couvert, ou souterrain, permettant le transport des aliments et des ustensiles à l'abri des intempéries.

Un lavabo doit être installé dans la cuisine, pour que les soldats chargés de la préparation des aliments puissent en toute occasion se laver les mains.

On sait, en effet, que les mains sales contaminent la viande et les aliments, de telle sorte que l'on a pu dire, par exemple, que la *fièvre typhoïde* était la *maladie des mains sales* (Vincent). On veillera avec soin que les hommes employés à la cuisine n'aient pas été atteints récemment de fièvre typhoïde ou de méningite cérébro-spinale. Ces hommes pourraient encore porter des germes de ces affections et être ainsi une cause d'épidémie.

Le sol des cuisines sera imperméable et disposé de telle façon qu'il puisse être lavé à grande eau, plusieurs fois par jour.

De grandes fenêtres permettront largement l'entrée de la lumière et de l'air; à la partie supérieure du bâtiment devront être disposées des ouvertures suffisantes pour l'évacuation des fumées et de la vapeur.

En attendant d'être consommée, la viande, apportée tous les jours, après vérification, sera placée dans une pièce spécialement aménagée à l'abri des poussières et des mouches, et autant que possible exposée au nord.

Les légumes seront lavés et nettoyés dans une laverie spéciale.

Les tables à découper seront recouvertes de zinc, de marbre ou de verre épais, substances facilement lavables.

Jamais les détritus, les restes quels qu'ils soient, ne séjourneront dans la cuisine; ils seront déposés, à l'extérieur du pavillon, dans des récipients métalliques étanches, vidangés plusieurs fois par jour, si c'est nécessaire, et non tous les deux ou trois jours, comme nous l'avons constaté quelquefois, par suite de la négligence de l'adjudicataire des eaux grasses.

Les *autres locaux* du casernement, bains, infirmerie, locaux disciplinaires, ateliers, écuries, doivent, si possible, être installés dans des pavillons séparés; l'hygiène n'a qu'à gagner à cette disposition.

Nous ne dirons rien des infirmeries qui, toujours surveillées par des médecins du corps, sont, suivant les ressources disponibles, aussi bien installées et aussi propres que possible.

Il en est de même pour les bains.

Le *corps de garde* devra être assez vaste pour que les hommes, qui y séjournent passagèrement, disposent d'une aération suffisante.

Lavé tous les jours, il sera chauffé en hiver avec un poêle *dépourvu de clef*, cette dernière, souvent fermée, étant la cause d'accidents; on peut faire la même observation pour les divers appareils de chauffage de la caserne.

La propreté des locaux disciplinaires sera surveillée très étroitement.

La plupart des casernes ne renferment pas des cabinets d'aisances spéciaux pour les salles de discipline; des tinettes sont mises à la disposition des hommes punis, et elles sont une cause de souillures et de mauvaises odeurs perpétuelles; leur vidange, leur nettoyage et leur désinfection doivent se faire fréquemment et très sérieusement.

Nous n'insisterons pas sur l'importance qu'il y a à tenir les *urinoirs* et les *latrines* dans un état extrême de propreté.

Les hommes devront être les premiers à observer une grande propreté, en en faisant usage.

Ces locaux sont, du reste, journellement désinfectés, au moyen de substances antiseptiques (huile lourde de houille, sulfate de fer, etc.).

Les ordures et les fumiers ne doivent pas séjourner dans les cours; il est indispensable qu'ils soient enlevés tous les jours, surtout pendant la saison d'été.

Tatouage. — Puisque nous venons de parler des locaux disciplinaires, nous pouvons en profiter pour dire quelques mots du *tatouage*, car c'est dans ces locaux qu'il se pratique généralement pendant les longues heures d'oisiveté dont jouissent les hommes punis.

C'est une pratique à déconseiller, à interdire, et ceux qui s'y sont livrés le regrettent presque toujours plus tard.

Laveran, dans ses *Leçons d'hygiène*, signale que le tatouage a occasionné, indépendamment d'abcès et de lymphangites, des *cas de syphilis*.

L'homme qui pratique le tatouage porte souvent les aiguilles dont il se sert à sa bouche, et, s'il a des plaques muqueuses, il inocule la maladie au tatoué.

CHAPITRE XIX

Repas à la caserne. — Boissons. Eau dans les chambres.

Repas. — Dans les périodes ordinaires à la caserne, le soldat reçoit à son réveil un quart de café chaud et sucré.

Dans certaines compagnies, on substitue une soupe à l'oignon au café, ce qui nous paraît préférable.

Le café, pris à jeun et sans pain, ne garnit pas assez l'estomac; il provoque même quelquefois des crampes.

Les deux principaux repas de la journée ont lieu, généralement, à dix heures du matin et à cinq heures du soir.

Ces repas, substantiels et variés, ne ressemblant en rien à l'ancien ordinaire du troupier (soupe et bœuf bouilli), sont pris dans des réfectoires, ces derniers chauffés en hiver. Les menus, variés, sont surveillés par les médecins du corps.

Les hommes sont assis pendant les repas, et ont à leur disposition des assiettes, un couvert complet et souvent même des serviettes.

Les réfectoires sont le plus souvent égayés par des décorations variées, des inscriptions rappelant les hauts faits du régiment, ou des peintures murales exécutées par un artiste de la compagnie.

Pour être facilement lavable, le sol de la pièce doit être disposé et construit spécialement.

De même, les tables, pour être d'un nettoyage facile et rapide, seront en marbre ou simplement en bois, et recouvertes d'une toile imperméable.

Boissons. — Bien que l'on fasse actuellement, à l'occasion de fatigues spéciales (marches, manœuvres, revues, etc.), de fréquentes distributions de vin, il reste admis que l'eau est la boisson habituelle du soldat : aussi cette eau doit-elle être de qualité irréprochable.

Nous avons appris, en effet, dans un chapitre précédent, que l'eau servait souvent de véhicule à des germes morbides (fièvre typhoïde).

Après les pluies d'orage, par exemple, très violentes, les meilleures sources peuvent être infectées par des infiltrations, entraînant, de la surface, des germes de contamination.

C'est pourquoi l'eau sera l'objet d'analyses bactériologiques fréquentes, et que les sources, dont elle provient, devront être soigneusement surveillées.

Si l'eau est douteuse, elle ne sera livrée à la consommation qu'après *filtrage* et *ébullition* prolongée; dans ce dernier cas, il est bon de l'additionner légèrement de thé.

Les eaux polluées ont été, dans l'armée, la cause de nombreuses épidémies meurtrières de fièvre typhoïde (Rennes, Angoulême, Amiens, Cherbourg).

Une surveillance particulière et constante doit être

aussi exercée sur les conduites et les réservoirs d'eau potable, dont le bon état doit être souvent vérifié.

Des étiquettes apparentes indiqueront les eaux suspectes qu'il est interdit de boire dans les casernements (eau de nettoyage, lavoirs, etc.).

Eau dans les chambres. — Dans toutes les chambres existe une grande cruche en grès, contenant de l'eau pure, pour permettre aux hommes de se désaltérer pendant la nuit.

Il ne faut pas que cette cruche soit posée directement sur le sol; elle sera placée sur une étagère ou un escabeau spécial.

Toujours d'une extrême propreté, tous les jours, avant d'être remplie d'eau fraîche, elle sera rincée, autant que possible, *à l'eau bouillie;* elle sera munie d'une couverture très hermétique, pour empêcher l'introduction des poussières.

Enfin, il sera recommandé aux hommes de ne pas boire directement à la cruche, mais de se servir de leur quart; une surveillance spéciale devra être exercée à ce sujet.

CHAPITRE XX

Aisance dans les vêtements. Chaussures.

Vêtements. — Nous avons dit, en traitant de la circulation et de la respiration, qu'aucune pièce du vêtement ou de l'équipement ne devait contrarier ces deux fonctions importantes.

C'est le moment de nous en souvenir et de répéter que le soldat doit être, avant tout, à l'aise dans les vêtements qu'il doit porter pendant les périodes de fatigues (marches, manœuvres, expéditions).

Il est évident que cette aisance ne doit pas exclure une certaine élégance et un ajustement relatif.

Le vêtement du soldat variera, évidemment, suivant les saisons et les climats ; mais il devra toujours répondre aux conditions suivantes : le protéger efficacement contre le froid et la chaleur, et contre la pluie.

Il devra cependant rester assez perméable, pour permettre le passage de l'air et l'évaporation de la sueur.

Les vêtements complètement imperméabilisés sont à rejeter.

Le cou restera toujours libre afin d'assurer, sans gêne, la respiration et la circulation ; même observation pour la poitrine, dont la dilatation ne doit pas être contrariée.

Le pantalon ne serrera pas trop le ventre; pour le maintenir, il sera fait usage de bretelles et non de ceintures étroites en cuir.

Ce même pantalon ne devra pas être mis dans les brodequins, car il se produirait alors, à la partie inférieure de la jambe, une constriction qui, en gênant la circulation et favorisant les varices, contrarierait la marche.

On évitera les *frottements* de toutes sortes, produits par les diverses parties de l'équipement ou du vêtement, frottements pouvant entraîner de l'*irritation* et des *excoriations*.

Le port des caleçons de toile doit être recommandé.

La cravate, pour les raisons que nous donnons plus haut, sera ajustée sans serrer le cou.

La coiffure, bien équilibrée sur la tête, qu'elle ne gênera pas, portera des moyens d'aération permettant à l'air de pénétrer, et à la sueur de s'évaporer.

Une bonne coiffure protège, à la fois, contre le froid, le soleil et la pluie.

Chaussures. Leur vérification avant la marche. — Le brodequin paraît être la chaussure la plus commode pour la marche, à condition, cependant, qu'il présente les deux qualités suivantes : une longueur suffisante et un bout assez large (forme dite rationnelle), permettant aux orteils de s'épanouir, au lieu de chevaucher les uns sur les autres, comme cela se produit avec des chaussures à bout étroit et pointu.

Pour diminuer la fatigue, un talon large et de faible hauteur complétera cette description de la bonne chaussure.

Ajoutons que, pour protéger le pied contre les aspérités de la route, la semelle épaisse, souple et munie de clous, devra être légèrement débordante.

Le contrefort, bien entendu, se trouvera à l'extérieur, et l'intérieur de la chaussure devra être dépourvu de coutures.

Sous aucun prétexte, il ne faut choisir des chaussures neuves pour effectuer une longue marche.

Elles auront toujours servi et, pour employer l'expression consacrée, elles auront été *brisées*.

Avant de partir pour une marche, le soldat s'assurera qu'il est bien à l'aise dans ses brodequins, il en visitera l'intérieur au moyen de la main, pour rechercher s'ils ne contiennent pas des aspérités ou des corps étrangers susceptibles de le blesser.

Avant d'introduire ses pieds dans les brodequins, s'il porte des chaussettes, il constatera qu'elles ne font aucun pli.

Si, par hasard, les chaussures étaient dures et manquaient de souplesse, elles devront être graissées, et si certaines parties restent, malgré cela, trop dures, il faudra les *battre*.

Si ces moyens étaient insuffisants, il faudrait avoir recours immédiatement au cordonnier de la compagnie, pour faire modifier la défectuosité.

Il serait à désirer que le cirage des chaussures fût remplacé par le graissage.

En effet, bon nombre de cirages, contenant des acides, produisent par leur emploi fréquent un durcissement et une détérioration du cuir.

Ce durcissement enlève à la chaussure une de ses principales qualités, la souplesse, que seul peut lui conserver un bon graissage.

Le soldat a à sa disposition plusieurs paires de chaussures de modèles différents : chaussures de marche et chaussures de repos.

Pour ce dernier modèle, plusieurs types sont actuellement en essai.

Disons en passant que les sandales de toile à semelles de corde sont une excellente chaussure de repos.

CHAPITRE XXI

De la marche. — Accidents locaux. Sueur exagérée des pieds. — Ampoules. Excoriations. — Durillons, etc.

La marche est un exercice pour lequel il est nécessaire d'employer une progression très étudiée. On ne peut arriver à obtenir de vrais résultats que par un entraînement très rigoureux, tant au point de vue de la longueur des routes que de la charge à porter et de la vitesse.

Dans l'infanterie, la vitesse moyenne est d'environ 4 kilomètres à l'heure; dans ce temps est comprise la durée de la halte horaire; ce repos est de dix minutes.

Pendant la marche, le soldat vérifiera, au moment des poses, l'état de ses chaussures et de ses pieds, enlevant les petits graviers qui auraient pu s'introduire dans les chaussures, rectifiant les plis formés par les chaussettes ou les bandes de toile qui parfois les remplacent (chaussettes russes).

Pendant les périodes de marche, le fantassin évitera les bains de pied prolongés, qui peuvent ramollir l'épiderme et faciliter les blessures.

Une demi-heure après la fin de la marche, il nettoiera ses pieds, en les essuyant avec un linge humide, et ce sera suffisant pour enlever la poussière et la sueur.

Si c'est même nécessaire, il pourra les graisser avec de la vaseline bien neutre.

Sueur. — Certains hommes sont atteints d'une transpiration exagérée des pieds, qui, au bout de quelques jours, les rend complètement impropres à la marche; cette affection, dénommée *hyperhydrose plantaire*, favorise le ramollissement de l'épiderme (principalement à la plante), provoque des blessures du pied et rend la marche impossible.

On a conseillé divers traitements contre cette affection (lavages à l'acool naphtolé, badigeonnages à l'acide chromique, au formol à 5 p. 100, etc.); mais elle nécessitera toujours l'intervention du médecin-major pour l'application de ces diverses méthodes.

Ampoules. — Les ampoules se produisent au niveau des points du pied les plus exposés au frottement.

A leur niveau, l'épiderme finit par se soulever, comme s'il existait une brûlure, et la petite poche formée contient un liquide transparent, limpide.

Il faut bien se garder d'enlever cette couche épidermique protectrice.

Le soldat lui-même, ou l'infirmier si c'est possible, perce l'ampoule avec une aiguille, *flambée* à la flamme d'une lampe à alcool, ou d'un briquet à essence.

S'il a les moyens de faire bouillir un peu de fil, il pourra traverser l'ampoule avec l'aiguille munie de ce fil *bouilli;* ce fil, laissé dans l'ampoule, servira de drain. Disons cependant que ce procédé est assez discuté.

Un pansement très mince et surtout très antiseptique (à la vaseline iodoformée, par exemple), sera appliqué sur l'ampoule ainsi vidée.

Excoriations. — Les excoriations se produisent toujours, comme les ampoules, aux mêmes points de frottement, et très fréquemment au niveau du tendon d'Achille.

Dans les excoriations, l'épiderme est enlevé, et elles nécessitent immédiatement un pansement antiseptique très rigoureux ; elles sont, en effet, une porte d'entrée ouverte à toutes les infections ; elles peuvent parfois être suivies d'adénites, de lymphangites et d'abcès, immobilisant le marcheur pendant un temps plus ou moins long. Un badigeonnage à la teinture d'iode fraîchement préparée, suivi de l'application d'un pansement sec stérilisé, sera la meilleure façon d'obtenir leur guérison rapide.

Durillons. — Certains hommes sont porteurs de grosseurs que tout le monde connaît sous le nom de *durillons*.

Il n'est pas rare, pendant les marches, de voir ces durillons s'enflammer et donner naissance à des abcès. — Pour les soigner, il faut s'adresser au médecin-major.

Œdèmes. — Il faut également s'adresser au médecin lorsqu'on constatera de l'œdème, c'est-à-dire un gonflement persistant des pieds ou des jambes, surtout au niveau des malléoles.

Autres accidents locaux. — A la suite de manœuvres en pays accidenté, nécessitant le saut de nombreux fossés, l'escalade de talus élevés, on observe souvent, en plus des contusions occasionnées par les chutes, des fractures d'un ou plusieurs métatarsiens (os du pied).

Ces fractures, maintenues naturellement, grâce à la conformation du squelette du pied, passaient souvent inaperçues quand on n'avait pas autrefois à sa disposition le contrôle de la *radiographie.*

Les longues marches, avec chargement complet, ne seront exécutées aisément qu'après un entrainement assez long et bien conduit; par cet entraînement, on évitera la courbature, la fatigue exagérée et l'essoufflement.

Nous pensons enfin que chanter en marchant n'est pas une pratique recommandable; le chant, pendant une marche pénible, favorise la fatigue et l'essoufflement.

CHAPITRE XXII

Accidents généraux de la marche.
Accidents dus à la chaleur.
Précautions à prendre pendant les marches d'été. — Secours.

L'accident le plus grave observé pendant les marches, et frappant souvent un grand nombre d'hommes, est, sans contredit, le *coup de chaleur;* cet accident peut entrainer la mort.

Le coup de chaleur peut se produire, et se produit ordinairement, même en l'absence du soleil.

Il ne doit pas être confondu avec l'accident moins sévère dénommé, habituellement, *coup de soleil.*

Tous les hygiénistes militaires ont décrit le coup de chaleur survenant sur les troupes en marche, alors que l'atmosphère est lourde et humide, que le temps est orageux, la chaleur étouffante, malgré l'absence de soleil.

L'air ambiant est d'autant plus échauffé que la colonne marche plus serrée dans un flot de poussière.

La marche dans les chemins creux, dans le fond des vallées, favorise cet accident, dont on a donné de nombreuses explications théoriques que nous n'exposerons pas ici.

Les hommes menacés du *coup de chaleur* sont ceux que la fatigue a le plus accablés; ils se font remarquer par leur anxiété, leur respiration oppressée : parfois, après avoir sué très abondamment, ils voient la transpiration s'arrêter.

Ils sont parfois très congestionnés, le plus souvent très pâles.

Ils marchent mécaniquement, en titubant, en silence, et, si un gradé averti ne les fait pas sortir du rang pour leur porter secours, ils ne tardent pas à tomber.

Si les hommes frappés de coups de chaleur étaient isolés et privés de tout secours, ils ne tarderaient pas à succomber.

On a remarqué que le *coup de chaleur* était plus grave chez les hommes qui ne transpiraient pas; la transpiration favorise, en effet, l'élimination des poisons accumulés dans l'organisme, et produisant l'accident.

Les hommes frappés par le coup de chaleur sont plutôt ceux qui se trouvent placés au centre de la colonne et, par ce fait, privés d'air.

Les *alcooliques*, ou ceux qui ont fait des excès avant la marche, sont plus rapidement et plus durement frappés par le coup de chaleur.

Précautions à prendre pendant les marches d'été. — Quand une troupe accomplit une marche en colonne, par un temps favorable aux coups de chaleur, et, d'une façon générale, pendant l'été, il est bon de prendre certaines précautions hygiéniques, pour éviter les accidents redoutables décrits plus haut.

Il faudra, en premier lieu, proscrire avec sévérité tous les excès alcooliques, éviter les repas copieux (à la grand'halte par exemple) et supprimer tous les efforts inutiles (vitesse, longues routes).

Pendant les marches en saison chaude, on devra supprimer la marche en rangs serrés, et disposer les hommes des deux côtés de la route, pour laisser circuler l'air au milieu de la colonne.

On recommandera de dégrafer les premiers boutons de la capote et de retrousser les manches, pour permettre une circulation plus facile de l'air et une évaporation plus intense de la sueur.

Pour éviter les rayons du soleil, on emploiera le couvre-nuque, ou, à son défaut, on interposera un mouchoir entre le képi et la tête, en laissant flotter, en avant et en arrière, une partie de ce mouchoir.

Une bonne précaution consistera dans la multiplication des poses, pendant lesquelles il faudra se garder de se coucher sur la terre chaude.

Ces poses se feront autant que possible à l'ombre, dans des endroits élevés, bien aérés, mais cependant à l'abri du vent.

Il sera prudent de ne pas marcher en été entre 10 heures du matin et 3 heures de l'après-midi.

Il ne faudra pas enfin oublier qu'il est nécessaire que les hommes boivent, de temps en temps, en marchant, de petites quantités d'eau pure ou coupée de café, et cela sans s'arrêter.

Ces gorgées d'eau sont *indispensables* pour remplacer le liquide que la transpiration fait perdre à l'organisme.

Quand on s'arrêtera, les gradés empêcheront les hommes de boire l'eau des ruisseaux ou des sources avoisinantes, ces eaux étant souvent de mauvaise qualité et parfois très froides.

Il faut éviter, en effet, pendant les chaleurs, et surtout lorsqu'on est arrêté, de boire de grandes quantités d'eau très froide, sans cela on ne tarde pas à voir survenir de nombreux cas de diarrhée, sans parler des complications localisées sur différents organes, et consécutives à l'ingestion de grandes quantités d'eau froide.

Secours, soins à donner pour les accidents dus à la chaleur. — Dès qu'un homme atteint de coup de chaleur est tombé, on doit immédiatement prévenir le médecin-major, qui sait de quoi il s'agit, et a toujours sur lui (sacoche médicale) le moyen de parer aux premiers accidents.

En son absence ou en l'attendant, *il faut étendre le malade à l'ombre, le dégrafer* (pantalon, tunique), après lui avoir enlevé, bien entendu, son ceinturon et ses objets d'équipement.

On essaiera de le ranimer, en lui flagellant vigoureusement le visage et la région du cœur avec une compresse humide.

Tous ceux dont la présence sera inutile, et qui empêcheraient simplement l'arrivée de l'air, en stationnant auprès du malade, seront éloignés.

On fera tous ses efforts pour faire boire et uriner l'homme qui vient de tomber.

Si ces moyens simples échouaient, on n'hésiterait

pas à pratiquer la respiration artificielle, les tractions rythmées de la langue; quelquefois même il sera indispensable de faire une injection sous-cutanée de caféine.

CHAPITRE XXIII

Accidents dus au froid.

Les accidents généraux produits par le froid sont assez rares dans nos régions.

Ils ressemblent à une véritable asphyxie et frappent les hommes en colonnes, faisant des routes en hiver.

Ces accidents éclatent surtout pendant les tourmentes de neige, alors que les hommes, les pieds humides, mal abrités par leurs vêtements, n'ont pas, pour une raison quelconque, mangé depuis longtemps, ou ont été épuisés par des fatigues antérieures.

C'est toujours dans ces conditions que se sont produits les accidents généraux dus au froid.

Depuis la retraite des Dix-Mille (Xénophon), en passant par la retraite de Russie, la guerre de Crimée et le désastre de Bou-Thaleb (1845), l'histoire a enregistré de nombreux désastres produits par le froid sur les troupes en marche.

Le désastre de Bou-Thaleb, en Algérie, qui est resté légendaire dans l'armée d'Afrique, fit 220 victimes sur 2.500 hommes environ.

Larrey nous a laissé, dans l'histoire de la retraite de Russie, une magnifique description des accidents terribles occasionnés par le froid pendant cette marche désastreuse.

De tout ce que l'on sait sur ces accidents, de toutes les observations recueillies par les médecins accompagnant les troupes victimes de ces désastres, on peut formuler les règles prophylactiques suivantes :

Par temps froid, et surtout pendant les tourmentes de neige, les rangs des colonnes doivent être serrés le plus possible, pour emmagasiner une grande quantité de chaleur.

Les hommes ne doivent pas quitter la colonne sans être surveillés; ils risqueraient, sans cela, de tomber sur place et d'être abandonnés sans secours.

Pendant les marches d'hiver, les repas doivent être réguliers, abondants, composés d'aliments gras et de boissons chaudes (vin, thé, café).

Les excès alcooliques seront soigneusement évités.

Les hommes doivent être enfin munis de vêtements et de chaussures les protégeant contre la température extérieure.

Si un homme est frappé d'accidents dus au froid, on se gardera bien, comme on est tenté de le faire, de l'approcher immédiatement d'un foyer de chaleur; on pourra lui faire boire un cordial, le frictionner avec de la neige, tout d'abord avec des linges de flanelle, ou des gants de crin ensuite.

Si les accidents persistent, comme dans les autres syncopes, on aura recours à la respiration artificielle et aux tractions rythmées de la langue.

Il existe d'autres accidents dus au froid, moins graves et plus fréquents, s'observant dans nos climats.

Je veux parler des engelures et des congélations partielles pouvant atteindre les hommes de garde dans la neige, ou en service dans les régions élevées (troupes alpines).

Il suffit, pour éviter les engelures, de distribuer des gants et des chaussettes, et un corps gras, dont les hommes s'enduisent les extrémités.

Pour les congélations, presque toujours incomplètes dans nos climats, il y a un grand principe à observer pour éviter la perte des régions atteintes : c'est de ne jamais approcher brusquement du feu les parties congelées, car, en le faisant, on pourrait déterminer des gangrènes.

On doit simplement, nous le répétons, frictionner les parties congelées avec de la neige, des linges rudes, etc., et n'arriver à la chaleur qu'insensiblement.

CHAPITRE XXIV

Marches en montagnes. Mal des montagnes.

Les troupes manœuvrant dans des régions très élevées, en plus des accidents par le froid signalés ci-dessus, éprouvent souvent un malaise particulier, qu'il est nécessaire de connaître, et que l'on nomme *mal des montagnes.*

Les aéronautes, s'élevant brusquement à de grandes hauteurs, nous ont fourni de nombreuses descriptions de ces troubles.

Nous ne croyons pas cependant, pour notre part, que le mal des montagnes observé sur les marcheurs soit de même nature que celui observé sur les aéronautes.

Quels sont ces troubles pendant les marches en montagnes?

On remarque d'abord un essoufflement exagéré, de l'accélération du pouls (même après un grand repos), des maux de tête, du vertige, de la somnolence, des nausées, des hémorragies, ensuite une lassitude et une courbature peu en rapport avec l'effort produit.

On a attribué ces divers malaises, survenant à une certaine altitude, à un manque d'oxygène.

Mais toutes les théories émises sont problématiques.

Les aéronautes n'étant sujets à cette affection qu'à des altitudes très élevées, rarement atteintes par le marcheur, ne faudrait-il pas, plutôt, rechercher la cause de ces accidents observés chez les ascensionnistes, dans le froid, la fatigue, la vitesse de la marche, le manque d'entrainement?

Quoi qu'il en soit, certaines précautions nous paraissent indispensables pour les marches en montagnes.

En premier lieu, un certain degré d'entrainement permettra d'échapper aux troubles que nous venons de décrire, et si l'on marche doucement, si l'on fait des arrêts fréquents, si l'on s'abstient de chanter, de trop parler et même de fumer pendant les ascensions, on observera rarement le mal des montagnes.

CHAPITRE XXV

Repas pendant les marches. — Arrivée au cantonnement.

Sous aucun prétexte, les hommes ne partiront à jeun, le matin, pour une marche ou une manœuvre; les gradés veilleront à ce détail très important.

Certains hommes, en effet, occupés jusqu'au dernier moment par un service quelconque (conduite d'un cheval hors de la caserne, etc., etc.), partent en marche sans avoir eu le temps matériel d'assister au repas du matin.

Les jours de fatigue, ce repas pourrait se composer avantageusement d'une soupe, précédant le café.

Nous avons toujours remarqué personnellement que, presque toujours, les hommes tombant sur les rangs, ou restant en route, étaient des hommes partis à jeun, ou ayant insuffisamment mangé, ou ayant des habitudes d'intempérance.

Le premier repas sérieux pendant les manœuvres se faisant à la grand'halte, c'est-à-dire à une heure quelquefois assez tardive, c'est encore une nouvelle raison pour manger avant le départ du matin.

On ne doit jamais, ceci dit en passant, toucher aux repas froids emportés dans la musette et destinés à être consommés après la manœuvre, avant le retour au cantonnement ou à la caserne.

Ce repas froid est suivi de café chaud fait sur place.

Il faut bien se garder de boire pendant ces repas, nous l'avons déjà dit, de l'eau prise au hasard (eau de puits ou de ruisseaux souvent contaminés).

La consommation de ces eaux inconnues a souvent ramené à la caserne la *fièvre typhoïde.*

Les hommes ne boiront que l'eau emportée dans leurs bidons ou de l'eau reconnue potable.

Si la grand'halte se fait près d'un village ou d'une ferme, on s'assurera que les hommes n'y vont pas, comme cela arrive quelquefois, faire des excès de boisson ou de nourriture.

Le retour au casernement ou au cantonnement, après les fatigues de la matinée, par une journée accablante d'été, pourrait être marqué par de graves et nombreuses indispositions.

Le soir de l'étape, après le repas, il faudra songer au repos, et surtout se coucher de bonne heure, en pensant à la journée du lendemain.

Le soldat qui se couche tard et qui fréquente les cabarets ne tarde pas à tomber malade ; il supporte plus difficilement que les autres les fatigues du métier.

Après une journée de chaleur, de poussière et de fatigues, il faudra mettre en garde les hommes contre les apéritifs, même étendus d'eau, qu'ils seraient tentés de s'offrir comme rafraîchissement.

Répétons-le, ces boissons apéritives, à base d'*essences convulsivantes*, sont des *poisons redoutables*, qu'il ne faut jamais cesser de combattre.

Les alcooliques sont toujours les premières victimes de la fatigue ou de la maladie.

Arrivée au cantonnement. — Transpiration. — Nous avons dit que, quand les hommes transpirent abondamment et qu'ils sont entièrement trempés par la sueur, il faut prendre de sérieuses précautions pour éviter les méfaits des refroidissements brusques. Les angines simples mais souvent compliquées, les coryzas, les laryngites, les bronchites légères, et quelquefois des affections plus sérieuses des voies respiratoires (congestions, pleurésies), sont la conséquence immédiate de ces refroidissements.

Si, pendant une pose, avant d'arriver à l'étape, un homme se refroidissait, il faudrait lui recommander de ne pas rester immobile et exposé aux courants d'air.

Mais c'est surtout quand ils arriveront à l'étape en sueur, qu'il sera prudent de recommander aux hommes un changement immédiat de linge, celui qui sera laissé étant mis immédiatement à sécher.

Que l'on soit mouillé par la sueur ou par la pluie, il est dangereux de conserver ses vêtements humides, comme malheureusement, par négligence, la chose se produit trop souvent.

Pour faire ce changement de linge, si les hommes ne peuvent disposer d'une chambre, ils choisiront un endroit très abrité pour éviter le refroidissement.

Ils opéreront ce changement très rapidement, et s'agiteront ensuite pour ramener un peu de chaleur, pour faire la *réaction*.

CHAPITRE XXVI

Cantonnement. — Bivouac. — Camp. Précautions à prendre pour coucher en dehors d'un lit.

Au cantonnement, il est fait des distributions suffisantes de paille, pour permettre aux hommes de se reposer convenablement à l'abri (granges, écoles, établissements divers), dans des conditions d'hygiène et de bien-être relatif suffisants. Avant d'assigner un logement, le service médical se sera assuré que les locaux désignés n'ont pas été le siège d'une affection épidémique quelconque, ou que, dans ce cas, ils ont été sérieusement désinfectés.

Au bivouac et en campagne, il en est autrement, et il arrivera souvent que les hommes devront passer la nuit ou même plusieurs nuits sur une position, ne possédant pour abris que ceux improvisés avec des moyens de fortune.

Dans ces cas-là, il ne faudra jamais se coucher directement sur la terre.

Le sol peut être infecté ou humide, et il pourrait en premier lieu en résulter des courbatures, des douleurs rhumatismales, des refroidissements, etc.

Il faut toujours interposer entre la terre et le corps une certaine épaisseur de paille, de foin, de feuilles, de copeaux, de menus branchages secs, ou des couvertures si l'on en a à sa disposition.

On évitera, autant que possible, d'employer des herbes aromatiques et des plantes provenant de terrains marécageux.

Avant de s'endormir, les hommes auront le soin de dégrafer toutes les parties du vêtement qui les serrent, et qui pourraient, pendant le sommeil, gêner la respiration et la circulation; ils enlèveront, enfin, leurs chaussures pour pouvoir se reposer plus commodément.

On évitera les courants d'air pendant le sommeil, et, dans ce but, il sera bon de se couvrir complètement la tête avec le bonnet de police, dont les côtés seront rabattus, ou avec un bonnet de coton enfonçant sur les yeux.

Si on allume des feux au bivouac, les hommes se coucheront autour de ces feux, les pieds tournés vers le foyer.

Par les temps froids et surtout s'il y a de la neige, il est tout particulièrement recommandé aux sentinelles rentrant des avant-postes, des tranchées, d'un service de ronde ou de garde, de ne pas s'approcher immédiatement des feux.

Nous avons vu, en parlant des accidents occasionnés par le froid, qu'il ne fallait réchauffer que progressivement les parties qui avaient été exposées à une température basse ou ayant subi un commencement de congélation.

Des distributions de boissons hygiéniques chaudes auront leur importance pendant ces nuits de bivouac.

Les ceintures de flanelle, entourant plusieurs fois le corps, au niveau de l'estomac et du ventre, seront, pendant ce séjour à l'extérieur, de la plus grande utilité pour éviter les refroidissements suivis, ordinairement, de coliques et de diarrhées.

Toutes ces instructions et recommandations d'hygiène ont été, du reste, prévues dans le *Service Intérieur*, et elles ont fait l'objet de nombreuses circulaires; elles doivent être rappelées aux hommes, toutes les fois que les circonstances l'exigent.

Au camp. — Quand, au lieu de bivouaquer, circonstances assez rares, les troupes sont campées sous la tente, il faut encore observer quelques règles d'hygiène particulières.

Cette vie de camp revient ordinairement tous les ans, pendant les tirs à longue portée, ou à l'occasion d'autres exercices d'une certaine durée.

Elle est même occasionnée quelquefois, en dehors de ces circonstances de la vie militaire, par une épidémie de garnison, qui nécessite le départ de la troupe éprouvée pour la campagne, le grand air, le repos relatif et l'éloignement du foyer infecté.

Ces dernières conditions, disons-le en passant, sont les meilleurs facteurs de guérison rapide et d'extinction de la manifestation épidémique.

La tente employée dans l'armée française peut loger 16 hommes; elle est appelée *tente conique, marabout.*

Le chiffre de 16 hommes paraît, en temps ordinaire, être trop élevé pour une tente.

Avant d'installer la tente, on cherchera à savoir,

autant que possible, si le sol n'a pas été infecté par des séjours antérieurs suspects.

Après l'avoir gratté très légèrement, pour en enlever la première couche, on le durcira par le battage.

On établira ensuite, autour de la tente, une rigole pour l'écoulement des eaux de pluie.

Les tentes devront être assez espacées les unes des autres pour faciliter la circulation de l'air.

La *tente* pouvant être comparée à une *ventouse* appliquée sur le sol dont elle aspire les gaz, il faudra l'aérer le plus possible, en laissant ouvert l'emplacement de la porte, et en relevant la partie inférieure, appelée *toile à pourrir*.

Dans la tente, les hommes se couchent les pieds tournés vers le piquet central.

Une couche épaisse de paille doit garnir l'intérieur des tentes, et cette paille doit être aérée et sortie toutes les fois que le temps le permet.

Les camps sont établis sur des terrains légèrement en pente pour faciliter l'écoulement des eaux pluviales et empêcher la formation de petites mares, qui ne tarderaient pas à devenir, pendant la saison chaude, une cause d'infection, surtout dans les pays suspects de *paludisme*.

Il faudrait même, s'il existait dans le voisinage du camp quelque étang suspect, y répandre une certaine quantité d'huile de pétrole, afin de détruire les larves des moustiques, qui, comme nous le verrons plus loin, véhiculent le germe de la fièvre intermittente.

L'infection du sol se produisant très facilement

dans les camps, on emploiera tous les moyens susceptibles de l'éviter.

On défendra les dépôts d'ordures.

Il sera interdit d'uriner entre les tentes, et l'on établira des latrines spécialement aménagées, où les hommes iront seulement, à l'exclusion de toute autre place. Ce sont les *feuillées*.

Si l'emplacement du camp est permanent, il existe de vraies latrines à tinettes mobiles, ou à fosses fixes, vidangées et désinfectées régulièrement.

CHAPITRE XXVII

Des feuillées.

Autrefois, dans les camps, on isolait, comme aujourd'hui, les latrines des hommes, et on les dérobait à la vue, en les entourant de murs gazonnés, surmontés de branches munies de leurs feuilles ; d'où le nom de *feuillées*.

Ce nom a été conservé aux parties aménagées temporairement comme latrines, dans les camps, les bivouacs, même quelquefois pendant les grand'-haltes.

Une circulaire ministérielle du 22 août 1889 a déterminé les conditions d'établissement de ces feuillées.

Pour construire une feuillée, il faut creuser dans la terre un sillon plus ou moins long, suivant l'effectif : la largeur de ce sillon sera celle de la pelle réglementaire, et on le creusera, aussi profondément qu'on le pourra, avec la pioche.

La terre extraite du sillon est rejetée à droite et à gauche, à environ 30 centimètres.

Cette terre servira à être lancée avec le pied sur les matières fécales que chaque homme viendra de déposer dans la feuillée.

Cette projection se fera toujours avant de quitter la feuillée.

Il semble inutile d'insister sur la façon dont les hommes usent des feuillées; ils s'accroupissent un pied de chaque côté du sillon, dans lequel tombent les matières fécales et les urines.

Quand les sillons sont à moitié remplis, on les comble et on en creuse d'autres à côté ou à la suite.

Il est prescrit de jeter, deux fois par jour, des substances antiseptiques dans les fosses (sulfate de fer, par exemple); la terre elle-même constitue, du reste, un excellent moyen de désinfection et d'absorption.

Dans l'armée française, l'emplacement des feuillées est fixé à 60 mètres en avant du front de bandière, et à 60 mètres en arrière de la dernière rangée de tentes.

Les feuillées sont indiquées la nuit par une ou plusieurs lanternes.

Si le camp devait exister pendant longtemps, il serait préférable d'installer des urinoirs et des tinettes assez rapprochés des tentes pour donner plus de facilité aux hommes obligés de se relever pendant la nuit.

CHAPITRE XXVIII

Précautions à prendre dans les pays où règne la fièvre intermittente. Maladie du sommeil.

Lorsque les troupes manœuvrent ou séjournent dans un pays marécageux ou dans une région des colonies où règne le *paludisme*, tout en prenant certaines dispositions relatives à l'hygiène spéciale du pays, il faudra absorber, sans attendre l'éclosion d'accidents, quelques centigrammes d'un sel de quinine, à titre préventif et quotidiennement.

Les sels de quinine sont, en effet, l'antidote, l'agent de destruction de l'*hématozoaire de Laveran*, lequel, introduit dans l'économie, est la cause de la fièvre paludéenne.

Ce sont des moustiques (anophèles) qui véhiculent cet hématozoaire ; aussi sera-t-il nécessaire de se prémunir, pendant le sommeil, contre leurs piqûres (masques de gaze, moustiquaires, etc.).

Ces moustiques ayant sucé, en effet, le sang de paludiques, sang contenant l'hématozoaire, introduisent ce parasite dans le sang de la personne piquée, déterminant chez elle la *fièvre intermittente*.

C'est là le mécanisme de la propagation.

Dès qu'un homme est atteint de fièvre intermittente

reconnue, il doit se présenter immédiatement au médecin.

Le principal caractère du paludisme est une fièvre à type variable et particulière, bien connue de tous ceux qui habitent les pays infectés.

C'est en 1880 que le docteur Laveran, médecin militaire, qui fut plus tard professeur d'hygiène à l'école du Val-de-Grâce, découvrit l'hématozoaire.

Maladie du sommeil. — Il existe, dans une certaine partie de l'Afrique, une terrible affection, dite *maladie du sommeil,* considérée jusqu'ici comme incurable, et dont l'agent (le trypanosome) est véhiculé et transmis par une mouche appelée *Glossina palpalis.*

Cette maladie, étudiée par Bruce, par de nombreux médecins des colonies et des membres de l'Institut Pasteur (Mesnil, Laveran, etc., etc.), a semblé céder quelque peu à l'emploi des arsenicaux.

Les troupes séjournant dans les pays où cette affection sévit devront se conformer aux instructions qui leur seront données sur place.

CHAPITRE XXIX

Plaque d'identité.
Paquet individuel de pansement.

Pendant une campagne, on doit pouvoir établir, avec facilité, l'identité de tous les hommes que les hasards de la guerre peuvent faire tomber loin de leurs unités.

On comprend toute l'importance qu'il y a à pouvoir reconstituer immédiatement, sans longues recherches, l'état civil d'un homme blessé, incapable de répondre, ou tué pendant l'action.

On y parvient au moyen de la *plaque d'identité.*

Ces plaques, distribuées à tout le monde, sans exception, lors de la mobilisation, sont suspendues au cou par un cordon et portées directement sur la peau.

En maillechort et de forme ovale, la *plaque d'identité* a une épaisseur d'un millimètre et une hauteur et une largeur de 34 et de 25 millimètres; elle est percée d'un trou, pour le passage du cordon de suspension.

Le nom et le prénom inscrits sur les registres de l'état civil, et la date de la classe à laquelle appartient le porteur, sont inscrits sur le recto; au verso, sont gravés le numéro du registre matricule de recrutement et la subdivision de région.

Paquet individuel de pansement. — Il est un

deuxième objet de très grande utilité, qui est, lui aussi, distribué le jour de la mobilisation : c'est le *paquet individuel de pansement.*

Tout le monde, officiers, sous-officiers et soldats, emporte en campagne, et dans une poche spéciale, un paquet individuel de pansement.

Une étiquette collée sur ce paquet de pansement indique la façon dont son contenu doit être employé.

Ce pansement, qui doit être appliqué à sec par les brancardiers, sans que ces derniers touchent la plaie avec leurs mains, est composé des objets suivants : une compresse, de l'étoupe purifiée, entourée de sa gaze, une bande et deux épingles de sûreté; le tout est enveloppé dans un tissu de coton gris.

Le tissu imperméable qui entrait dans la composition du paquet de pansement a été supprimé récemment.

Sa suppression dans un pansement favoriserait la rapidité de la cicatrisation.

Les médecins des corps de troupe font, en temps de paix, aux officiers, sous-officiers et soldats, quelques leçons sur la composition et les diverses applications du paquet individuel de pansement.

Ils se servent, pour ces démonstrations, de paquets individuels spéciaux, *dits paquets d'instruction*, et qui, sur simple demande, sont distribués aux unités, par les soins des directeurs du Service de santé.

Il faut recommander aux hommes de ne jamais toucher, sans un prétexte des plus justifiés, aux paquets de pansement, qu'il faut toujours s'efforcer de mettre à l'abri de la pluie et de toute souillure extérieure, afin qu'au moment de leur emploi ils aient conservé toute leur puissance aseptique.

Pendant la guerre récente des Balkans, on s'est largement servi, et avec grand profit, du paquet de pansement individuel, surtout du côté des alliés.

Il ressort d'une communication faite à l'Académie de médecine le 4 mars 1913, que le nombre de blessés, qui, dans la guerre balkanique, ont dû la conservation d'un membre ou le salut de leur vie à l'emploi du pansement individuel sur le champ de bataille, est incalculable. (Docteur Monprofit).

Avant d'appliquer le paquet de pansement individuel, il serait très avantageux de badigeonner la plaie avec de la teinture d'iode; il serait même préférable, pour ne pas toucher cette plaie en la badigeonnant, de se servir d'un flacon compte-gouttes, qui répandrait ainsi directement un peu de teinture d'iode sur la blessure.

CHAPITRE XXX

Equitation. — Ses accidents.

L'exercice du cheval, comme tous les autres exercices, demande à être pratiqué progressivement.

Il faut que les hommes qui vont apprendre à monter à cheval soient mis en confiance, ne soient pas brusqués et arrivent, presque sans s'en douter, à se mettre en selle.

C'est ici qu'une progression lente sera nécessaire.

Le premier résultat de cette mise en confiance progressive sera l'absence de toute appréhension, de tout sentiment de peur.

La raideur sera ainsi supprimée, et, du même coup, se trouvera acquise la souplesse, cette qualité essentielle du bon cavalier.

Un travail trop intense au début, un travail répété, fatigant, mal dosé, amènera rapidement le dégoût du cheval, la courbature et les autres accidents qui accompagnent toujours le surmenage.

Il faudra donc avoir recours à l'entraînement des plus sévères pour obtenir un résultat durable et dénué d'accidents.

Avant de passer en revue les accidents de l'équitation, consacrons quelques lignes à l'hygiène du cavalier.

Hygiène du cavalier. — Comme le fantassin, le cavalier doit être d'une propreté extrême et suivre scrupuleusement tous les préceptes d'hygiène exposés dans le chapitre consacré aux soins corporels.

Le cavalier, comme le fantassin, est exposé aux poussières et à la sueur.

La poussière du manège, mélangée à du crottin, à de l'urine, à de la sciure de bois, etc., est éminemment toxique, ce qui, soit dit en passant, doit faire préférer le travail en plein air.

Mais cette dernière condition n'est pas réalisable au début de l'instruction ; il faudra lutter contre les poussières du manège par une propreté des plus grandes (bains, douches, savonnage de la peau, etc.).

Une autre cause de souillures est occasionnée par la crasse du cheval pendant le pansage, par la sueur du cheval qui souille les vêtements pendant les exercices d'équitation et, enfin, par le contact plus ou moins direct avec le fumier.

L'hygiène de la peau devra être d'autant plus rigoureuse que tout le monde sait que le furoncle affectionne la peau du cavalier d'une façon toute particulière.

Les épidémies de furonculose ne sont pas rares dans les unités de cavalerie.

Accidents. — La furonculose peut donc être rangée parmi les accidents observés chez les cavaliers.

Elle nécessitera, lorsqu'elle est trop développée, l'intervention du médecin.

Signalons cependant que le badigeonnage à la teinture d'iode des furoncles à leur début peut les faire avorter et enrayer leur propagation.

La levure de bière à l'intérieur peut favoriser leur guérison.

Le jeune cavalier est très sujet aux excoriations au niveau des parties exposées le plus aux chocs répétés, au frottement, c'est-à-dire aux fesses et à la partie interne des genoux.

Ces blessures seront quelquefois évitées en enduisant les parties exposées avec un corps gras, vaseline neutre de préférence. Le port des caleçons trop larges, trop rudes, sera déconseillé, et on fera le nécessaire pour empêcher la formation de plis dans ces caleçons ; le meilleur de ces sous-vêtements devra être collant et en tissu assez fin.

Parmi les autres accidents observés chez le cavalier, nous devons signaler l'ecthyma, quelquefois généralisé et rebelle comme la furonculose.

Nous signalerons enfin les hernies viscérales et musculaires, les contusions des testicules et la rupture des muscles adducteurs, muscles de la cuisse qui sont toujours plus ou moins en travail pendant les exercices du cheval.

Dès que ces derniers accidents auront été constatés, le cavalier devra, sans retard, être conduit à la visite du médecin.

CHAPITRE XXXI

Service de santé. — Convention de Genève.

Nous terminerons enfin par quelques courts renseignements utiles à connaître sur le Service de santé régimentaire.

Dans les corps de troupe, ce sont les médecins qui sont chargés de l'application des lois de l'hygiène et de la conservation de la santé des hommes.

Les médecins assurant le service régimentaire sont de grades et de nombres différents, suivant les armes et les effectifs.

Disons en passant qu'il ne faut pas confondre le « médecin-major » avec le « major », le « major » tout court, dans un régiment, étant le chef de bataillon chargé de la surveillance des détails de l'administration et de la comptabilité.

Les soldats chargés de seconder les médecins sont les infirmiers, titulaires et auxiliaires, exemptés du service de place et des corvées.

Les brancardiers militaires, qui sont instruits par les médecins du corps, sont recrutés parmi les musiciens, les ouvriers tailleurs et cordonniers.

Bien que nous ne nous occupions pas de l'organisation très compliquée du Service de santé en campagne (postes de secours, ambulances, sections d'hospitalisation, hôpitaux d'évacuation, etc.), nous devons signaler que le personnel du Service de santé est placé sous la protection de la *Convention de Genève*.

Tout ce personnel est neutralisé et porte un brassard blanc, orné d'une croix rouge.

Ces brassards sont numérotés et estampillés par la Direction du Service de santé.

Les brancardiers, qui ne jouissent pas du bénéfice de la Convention de Genève, portent un brassard spécial de drap fond bleu, revêtu d'une croix de Malte blanche.

Les médecins et infirmiers accompagnent les troupes aux tirs, aux marches, manœuvres, baignades, etc., prêts à tout moment à secourir les hommes blessés ou indisposés.

Les soldats atteints d'affections bénignes sont soignés à l'infirmerie du corps.

Ceux plus gravement malades sont transportés dans les hôpitaux militaires, ou mixtes.

Dans ces établissements, le service est assuré par des médecins militaires secondés en principe par les soldats des sections d'infirmiers militaires.

TABLE DES MATIÈRES

Préface de la 1re édition I
Préface de la 3e édition VII
Chapitre I. Quelques mots sur l'hygiène. — Définitions. — Divisions. — But........ 1
— II. Hygiène et exercices physiques...... 5
— III. Accidents du surmenage............ 8
— IV. De l'entraînement.................. 11
— V. Circulation. — Hygiène de la circulation.......................... 15
— VI. Hémorragies....................... 19
— VII. La respiration. — Hygiène de la respiration........................... 21
— VIII. Nutrition. — Alimentation........... 25
— IX. Alcoolisme 30
— X. Tuberculose 36
— XI. Fièvre typhoïde..................... 40
— XII. Maladies vénériennes............... 42
— XIII. Hygiène individuelle militaire et soins corporels 47
— XIV. Que fait le soldat au réveil? — Principaux soins corporels journaliers. — Soins de la bouche. — Changement du linge.............................. 49
— XV. Bains du soldat..................... 53
— XVI. Aération. — Nettoyage des chambres. — Brossage et battage des effets.... 56
— XVII. Infection des parquets et du sol par les crachats. — Interdiction de fumer dans les chambres. — Du tabac.... 59
— XVIII. Cuisine et locaux accessoires. — Locaux disciplinaires et tatouage... 62
— XIX. Repas à la caserne. — Boissons. — Eau dans les chambres................. 66
— XX. Aisance dans les vêtements. — Chaussures 69
— XXI. De la marche. — Accidents locaux. — Sueur exagérée des pieds. — Ampoules. — Excoriations. — Durillons, etc. 73

Chapitre	XXII.	Accidents généraux de la marche. — Accidents dus à la chaleur. — Précautions à prendre pendant les marches d'été. — Secours	77
—	XXIII.	Accidents dus au froid	82
—	XXIV.	Marches en montagnes. — Mal des montagnes	85
—	XXV.	Repas pendant les marches. — Arrivée au cantonnement	87
—	XXVI.	Cantonnement. — Bivouac. — Camp. — Précautions à prendre pour coucher en dehors d'un lit	90
—	XXVII.	Des feuillées	95
—	XXVIII.	Précautions à prendre dans les pays où règne la fièvre intermittente. — Maladie du sommeil	97
—	XXIX.	Plaque d'identité. — Paquet individuel de pansement	99
—	XXX.	Equitation. — Ses accidents	102
—	XXXI.	Service de santé. — Convention de Genève	105

Paris et Limoges. — Imprimerie militaire Henri Charles-Lavauzelle.

Librairie militaire Henri CHARLES-LAVAUZELLE

PARIS ET LIMOGES

Manuel, par demandes et réponses, pour l'obtention du brevet d'aptitude, à l'usage des sociétés de préparation militaire, par le lieutenant-colonel HATTON, breveté d'état-major (édition 1914). 376 pages, avec 295 gravures..... 1 75

Le brevet d'aptitude militaire pour toutes les armes, par le commandant C. LEROUX. 352 pages, nombreuses gravures et cartes.. 2 »

Conférences obligatoires à faire aux élèves des S. A. G., par le commandant LEROUX. In-12 de 154 pages...... 2 50

Douze leçons de gymnastique éducative pour les instructeurs des corps de troupes et des S. A. G., par le commandant HARMAND, 58 pages ... . 1 »

Instruction du 7 novembre 1908 sur les sociétés de préparation et de perfectionnement militaires (sociétés agréées par le Ministre de la guerre). Volume arrêté à la date du 11 novembre 1912. — In-8° de 110 pages....... » 75

Préparation au service militaire des élèves des écoles. *Guide manuel destiné aux sociétés d'instruction et de tir; aux élèves de toutes les écoles françaises; aux professeurs et instituteurs; aux instructeurs militaires des lycées et collèges.* — Volume commun à toutes les armes, 318 pages, avec de nombreuses gravures dans le texte.................. 1 25

Règlement d'éducation physique, approuvé par le Ministre de la guerre le 21 janvier 1910. In-12 de 136 pages, avec 202 gravures, cartonné..... 1 » Relié toile........ 1 25

Organisation et fonctionnement des sociétés de tir et des sociétés scolaires, par Louis VUILLEMIN, officier d'administration du service d'état-major. In-12 de 64 pages. 1 »

Livret individuel memento de tir et de travail physique, à l'usage des sociétés d'instruction et de préparation militaires. In-12 de 32 pages........................ » 30

L'éducation physique dans l'armée, par le commandant breveté F. DUPONCHEL, du 50e régiment d'infanterie. — Vol. in-8° de 80 pages.................................. 2 »

Jeux olympiques et méthode d'éducation physique. *Rapport général*, par le capitaine SÉNAT, ancien instructeur à l'Ecole normale de gymnastique et d'escrime. — In-8° de 70 pages, broché 1 50

Jiu-Jitsu. *Méthode d'entraînement japonaise*, par le commandant HARMAND, instructeur à l'Ecole de Joinville. — In-12 de 42 p., avec 17 photograv., broché, couvert. illustr... 1 »

La gymnastique chez soi, ou dix minutes d'exercices méthodiques chaque jour, par le commt HARMAND. — 60 pages, 22 figures.................................. 1 25

Adaptation du règlement d'éducation physique militaire à la préparation des instituteurs, par le capitaine FROMONT, ancien commandant de la division des instituteurs de l'Ecole normale de gymnastique. In-12 de 64 pages. 1 »

Education physique et préparation militaire de la jeunesse française. Guide pratique du directeur, de l'instructeur et du sociétaire des S. A. G. Volume in-12 de 80 pages et 18 gravures.............................. 1 »

www.ingramcontent.com/pod-product-compliance
Ingram Content Group UK Ltd.
Pitfield, Milton Keynes, MK11 3LW, UK
UKHW021105220726
13924UKWH00004B/1525

9 782019 722791